本当は怖いドライアイ

「様子を見ましょう」と言われた人のために

平松類 著
彩の国東大宮メディカルセンター眼科部長

蒲山順吉 監修
川口眼科副院長

時事通信社

はじめに

ドライアイは自分の努力次第で治すことができます。
ドライアイはほっておくと頭痛や肩こり、全身的な不調をつくってしまいます。
あなたに伝えたくて、後悔してほしくなくて本を書きました。
私は眼科専門医として毎日治療に当たり、のべ10万人以上の人を診察しています。
そんな私もドライアイでした。しかし今ではすっかり楽になりました。

そうなるとどうなるか想像がつきますか？　あなたもよくなった自分を想像してみてください。「ちょっと乾きがとれるだけ」ではありません。

本を読むのが楽しくなります。これまで面倒くさいな、やりたくないな、と思っていたことができるようになります。面倒くさいと思っていたものが実は目が疲れるからだということに気づくのです。そうなると周りの人はあなたをどう見るでしょうか？　明るくなった、積極的になった、優しくなったと、友達や家族に言われるようになります。感じていた頭痛がすっかり気にならなくなります。実はドライアイのせいであったと気づくのです。はたまた肩こり・腰の痛みまで落ち着いてきます。そうなるとどんなに多くの不調がドライアイから来ていたのかということに気づくのです。

ドライアイは2000万人がかかっている病気です。つまり日本人の6人に1人はドライアイなのです。パソコンやスマートフォンをよく使う人、事務作業をする人に限ると4人に3人、つまり75%もの人がドライアイと言われています。なぜこんなにドライアイが増えたのか？　それは、パソコン・スマートフォンを使い、エアコン・コンタクトレンズを使い、そのうえ目を酷使する現代の生活が原因です。あらゆる不調の原因となるのに、「ドライアイは目が乾くだけ」と思っている人も多いです。ですが実際はドライアイだと目が重い、痛い、見にくい、頭痛がする、肩こりがする、イライラする、毎日が憂うつで仕方ない。そう感じてしまいます。

それなのになぜ多くの人がドライアイは乾くだけと思うのでしょうか？　それは、ドライアイが多くの不調を引き起こすということがわかってきたのは最近のことだからです。だからこそ眼科医である私も初めはドライアイを軽くとらえて、わるくしてしまいました。今では後悔しています。当時は今ほどの研究が進んでおらず、軽く考えて「目薬をたまにさせばいいだろう」と考えていました。結果として、肩こりや頭痛が激しくなり、毎日疲れやすくもなってしまいました。

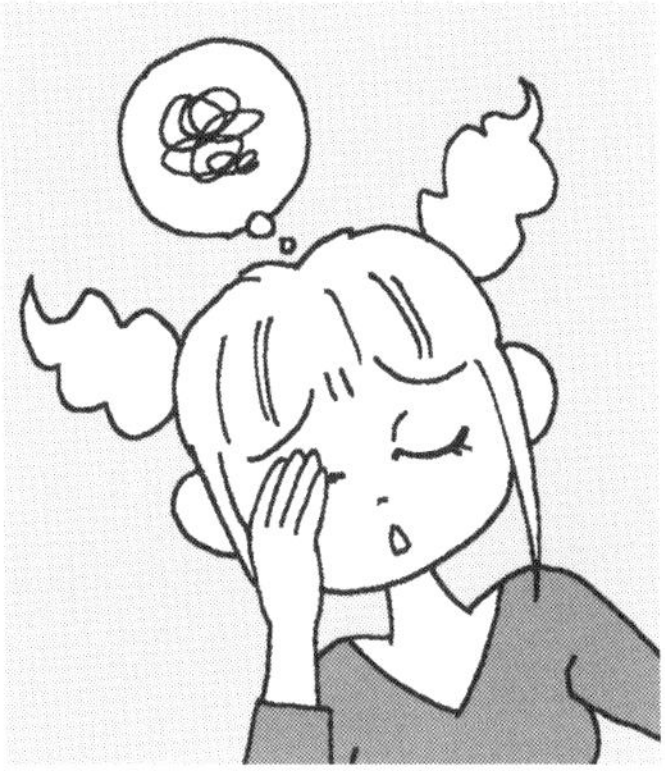

あなたにはそうなってほしくないのです。楽しい人生を過ごしてほしいのです。まさにこの本はあのときの私に向けた本です。この本を読むと、

「あのときこの内容を知っていれば」

「もっと早くに知りたかった」

あなたもそう思うでしょう。それだけドライアイの対処は大切なのです。

この内容を知らないと本当に後悔する人生を過ごしてしまいます。


でも目薬をさしていればいいのでは？　そう思うかもしれません。ドライアイで眼科に行くと、目薬を処方され「様子を見ましょう」と言われます。確かにドライアイは目薬で一時的によくなります。乾きなので目薬をさせばそのときはよくなるけれども根本は治っていません。最新の研究でドライアイの原因は「涙の量が少ない」ことよりも「涙の質がわるい」ということがわかってきました。「質」がわるいのでいくら「量」を足してもだめなのです。

それなのにそのことを知らない医師もいます。一般にもなかなか知られていません。知らないせいで私のように後悔してほしくないのです。ドライアイはあなた自身の力で治すことができます。

ある女性はドライアイに苦しんでいました。ドライアイによる充血があったのです。けれども病院でもらった目薬をさしてもよくならない。友達からも充血を指摘されるし、毎日目はゴロゴロして好きだった車の運転もしなくなってしまいました。そこで私のところに来ました。私はまず、目薬は増やさずに日々の生活を変えてもらうように伝えました。それだけでもかなりよくなってきたのです。さらによくしようと最新治療を導入してもらいました。すると、充血もなくなり、運転も楽しくなりました。この方法を多くの人に知ってもらいたいと思います。

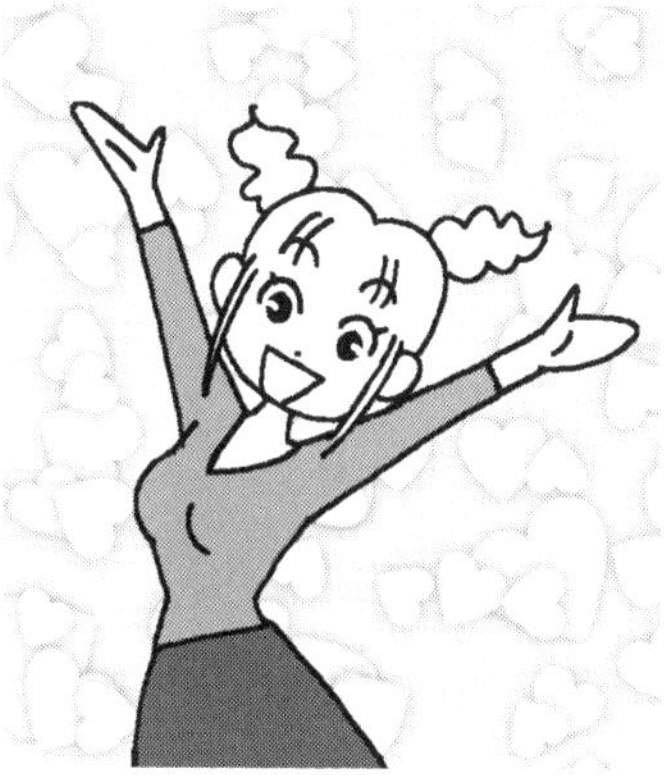

ドライアイにはいい対処法があります。そのことを知らないで苦しんでいる人が多いのは本当に悲しいことです。けれども世にあふれるドライアイの情報は湿

度を増やそう、目薬をしよう、くらいしかありません。市販薬にドライアイを根治するものはありません。ですから目薬をしてもよくならない、その結果、「私の不調はどうしようもない」と勘違いしてしまう人が多いのです。はたまた最新治療、最新目薬もあるのにそれを知らない医者も存在します。あなたが知れば、もっといい医師と出会い、いい治療を受けることもできるのです。

どうせよくならないからほっておこう。ドライアイなんて大したことないだろう。もしそう思っているならば、今日から考え直してください。ほっておくと大変なことになります。あきらめるのは早いです。あなたの目はあなた自身でよくできます。

目次

第四章　食べるものがいい涙を作る

第五章　こうやって生活しなければドライアイはわるくなる

第六章　医者が教えたがらないドライアイ用メガネとコンタクト

第七章　医者が教えたがらないドライアイ市販薬の選び方・使い方

第八章　病院では何をしてくれるのか？

第九章　最新治療・積極治療でドライアイをよくするために

装丁：鈴木美里
企画協力・イラスト　おかのきんや

第一章

ドライアイ　自己チェック

ドライアイを治すためのチェック

ドライアイと言われた。言われてはいないけれどもなんだか最近目が乾く。そんなときに自分がどの程度わるいのかというのは知りたいものです。どの程度わるいかをわかっておけば、今後の治療の中でどのくらいよくなってきているのかを感じることができます。

さて、あなたのドライアイは今どの程度でしょうか？　自己チェックの方法を二つご紹介します。一つは「まばたき我慢チェック」です。もう一つは「チェックリスト」によるチェックです。どちらもあなたのドライアイがよくなれば数値がよくなってきますので、参考になるでしょう。１カ月くらいたったらどの程度よくなったかを確認してみましょう。

まばたき我慢チェック

まばたきをどれくらい長く我慢できるかでドライアイの程度を見ます。これであなたがどれくらいのドライアイなのかがわかります。

1. まずは鏡に向かってください。小さい鏡でも洗面台の鏡でもなんでもけっこうです。
2. 次に鏡に向かって目を大きく見開いてみてください。
3. その状態で何秒我慢できるか数えてみましょう。

数えるのに集中するとまばたきしてしまうかもしれません。難しい場合はストップウォッチを使うか、秒単位で計れる時計を使って何秒我慢できたかを確認しましょう。

10秒未満は赤信号（ドライアイが強い状態です）
30秒未満が黄信号（ドライアイの疑いです）
30秒以上が青信号（合格です）

です。

さて、なぜまばたきの我慢でドライアイの程度がわかるのでしょうか？
ドライアイの人は目が乾くためにまばたきを我慢するのが難しいのです。まばたきをしなくていいということは、目が簡単には乾かないということです。目が乾きやすい人は目を開けているのがつらくなって、ついつい目をつぶりたくなってしまうのです。

ドライアイチェックリスト

- □目が乾いた感じがする
- □目がゴロゴロする
- □目に何となく不快感がする
- □まぶしい
- □目が疲れる
- □物がかすんで見えやすい
- □コンタクト・パソコン・エアコンいずれかを使う
- □目が重たい

0個でOK 1～2個で疑い 3個以上で強い疑い
はじめ□個　1カ月□個 3カ月□個　6カ月□個

チェックリストで症状チェック

ドライアイによる症状がどれくらい出ているかをチェックしましょう（図参照）。0個なら大丈夫です。1個以上あればドライアイの疑い。3個以上でドライアイの疑いが強い状態です。

この本を読んで、書かれていることを実行するうちにあなたの目のつらさがとれてくるはずです。けれども「よくなったという実感」は慣れるとわからなくなってしまうものです。「病気のときほど健康のありがたみがわかる」といいます。風邪をひいていて寝込んでいるときは「普通に歩いて生活できたこと」がどんなに幸せだったのかと思います。風邪が治ると、つい「普通に歩けて当たり前」になってしまいます。

ドライアイも同じです。よくなってしばらくすると、つい「よい状態が当たり前だ」と思ってしまいます。せっかくよくなってきているのに、「もう続けても大して変わらない」と勘違いして治療をやめてしまうのです。

40代の男性の方はドライアイで治療をしていました、はじめは本を読むのもつらいということでしたが次第に改善していきました。定期的に診察をして目薬をさしていました。目は徐々にきれいになってきているのですが、本人としては「いつまでたってもよくなった気がしない」のです。次第に診察が来るのが面倒になって4カ月がたったころ、久しぶりに診察に来たのです。ちょっと頭をかきながらこう言いました。「やっぱり治療していないとつらいですね。本も読むのがつらくなってきました」。

昔は本も読めなくてつらかったのによくなったらついつい忘れてしまい、治療をしなくなってしまうことがあります。せっかくよくなってきている途中でやめてしまうと、また一から治療が必要になってしまいます。そこでチェックを定期的に行いましょう。まばたきチェックと合わせて、自分の症状がどの程度よくなってきているのかを確認してみてください。表では1カ月・3カ月・6カ月としてありますが、毎月チェックするのもよいでしょう。その場合は欄外に書いておいてください。

さて、こうやってあなたは自分のドライアイの状態を確認できました。そこで次の章ではドライアイが治せる理由と、目薬だけでは治らない理由をお話ししようと思います。

第二章

ドライアイは自分で治せる

あなたの目はあなたが守る

あなたは「ドライアイは治らない」と言われているかもしれません。けれどもあきらめないでほしいのです。ドライアイは治せます。ではどうすればドライアイを治すことができるのでしょうか？　ドライアイはその名の通り目が乾いているということです。となると乾いているのだから水を足せばよいと思うでしょう。けれどもそれは間違いなのです。間違いをそのままにしておけば、どんなに頑張ってもドライアイは治りません。

涙というのは絶えず目の表面を覆ってくれています。その涙が蒸発または目の内側から鼻のほうに抜けていくという流れがあります。しかし、ここで注意があります。「目が乾いている」＝「涙の出がわるい」とは限らないのです。目が乾いているときには二つの理由があり、一つ目が「涙の出がわるい」、二つ目が「涙の質がわるい」

涙の量と質

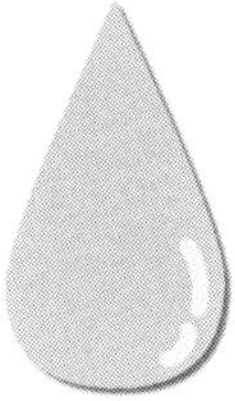

「量」：どれくらいたくさん出ているか

「質」：どれくらいとどまれるか

です。現代の生活で多いのは、後者の「涙の質がわるい」です。涙の質がわるいと、目の表面に十分に涙が出てもすぐに乾いてしまいます。そうすると「量」は十分にあるのに「質」がわるいために乾く、ということになるのです。例えばこれまでドライアイに対して量を増やす、つまり目薬をするという治療は、砂漠に水をまくようなものでした。確かにそのときは水にぬれます。しかしすぐにまた乾いてしまいます。ただ水をまくだけではだめなのです。その水がとどまって絶えず水があるようにしなければいけません。

そのための方法はいろいろあります。土壌の改善をする、川をつくる、木を植える、水がたまる池をつくる、あるいは砂漠の表面にとどまりやすい水分にするなど、「本質的に乾く環境をよくする」必要があるの

涙の層

です。そのようなことをすれば確実にドライアイはよくなるのです。

では、環境を改善するにはどうすればいいのでしょうか？　そういう薬があるということでしょうか？　実はそうではないのです。確かに最新の治療を用いると昔よりは環境改善できるお薬があります。けれどもドライアイは薬に頼って治るものではありません。あなたが生活の中で何をするかによってドライアイはよくもわるくもなるという病気なのです。

涙の「質」がわるいというのはどういうことでしょうか？　よくよく調べてみると、涙というのは実は単なる水ではないことがわかってきました。涙には水の

マイボーム腺

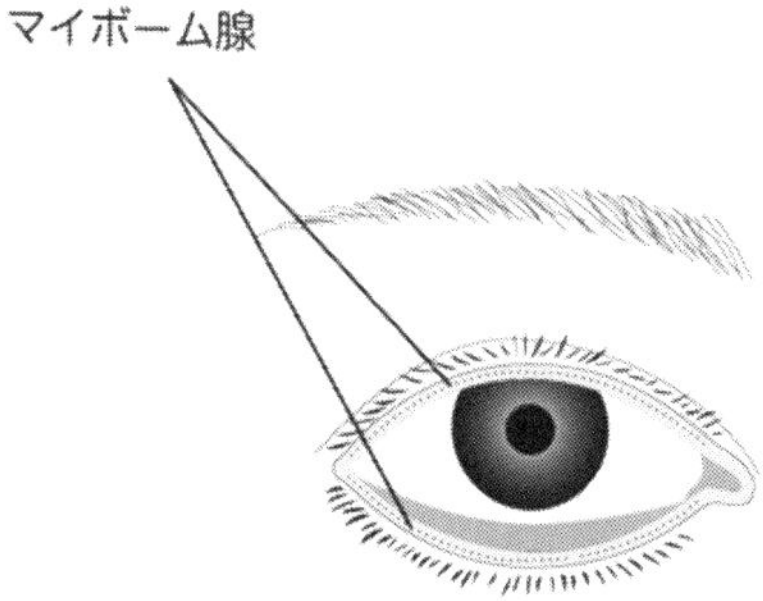

層と油の層があることがわかっています。質のいい涙は水の表面に油の層がきれいに張っています。肌に保湿のクリームを塗っているようなものです。そのため簡単には乾きません。この油はまぶたにある油の腺（マイボーム腺）から出てきますが、血流がよくないと油として溶け出てきません。血流をよくして油を分泌させることできれいな油の層をつくる必要があるのです。

また、水の層も単なるさらさらの水ではありません。質のいい涙は水の成分もさらさらとしていなくてとろみがあります。とろみをつけるのが「ムチン」という成分であるということも最近わかってきています。最新の目薬にはムチンを足した成分のものもあります。水をこぼしたときとゼリーをこぼしたときではどちらが乾きやすいかというと、答えはお水です。ゼリーのような水の層をつくる必要があるのです。つまり油の層をちゃんとつくり、水にとろみをつけてあげるようにすると、ドライアイは治るのです。

この話はごく最近わかってきたことです。そのため、もしかしたらあなたの主治医はこのことを知らないかもしれません。あなたが知っているドライアイの対処法は、新しい事実を知らないままに誰かが言っている対処法かもしれません。残念ながら間違った対処をしていると、ドライアイはどんどんひどくなっていってしまいます。

ある30代の女性はドライアイがひどいといってひっきりなしに目薬をさしていました。けれどもさっぱりよくなりません。乾いて目が疲れてしまい仕事も手につきません。イライラして見にくいのです。けれども「目が乾くから目薬を」と、どんどん目薬をさしていたのです。一向によくならないので私のもとに診察に来ると、「涙の量が少ないのではなくて質がわるいです」というお話をしました。とってもびっくりし

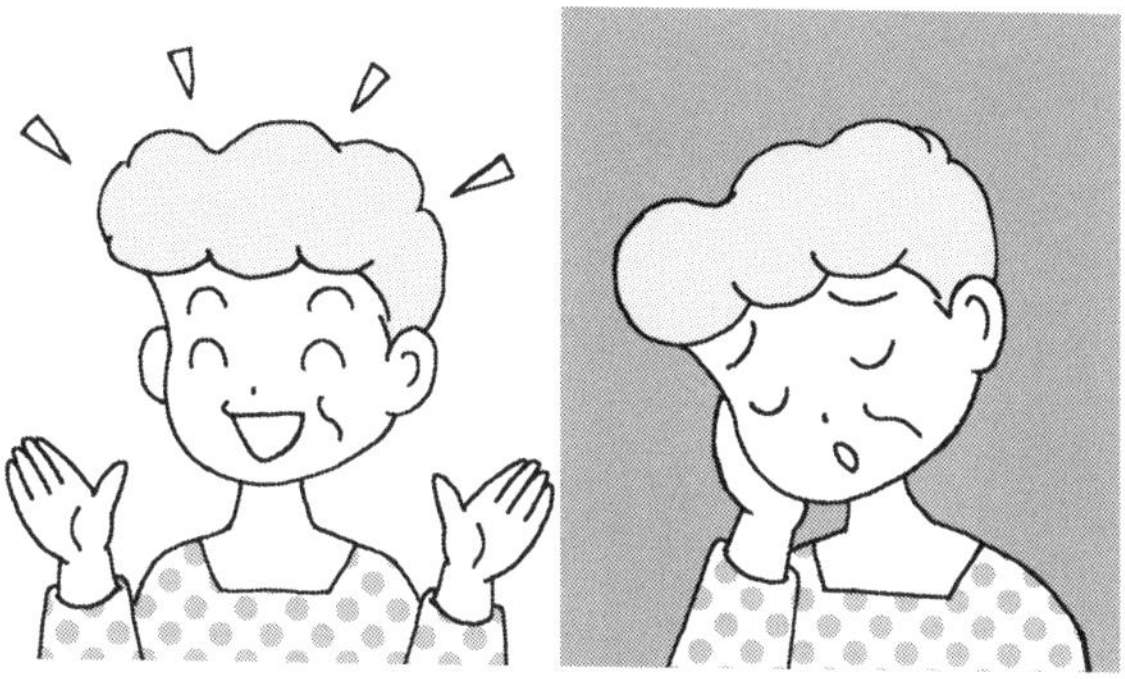

いろいろな症状をよくする

ていました。そもそも「涙の質」なんてはじめて聞いた、というのです。その方はまじめにこれからお話しする対処をしてくれました。それによって徐々に改善していけたのです。今では目薬はたまにさすぐらいです。「調子がいいので目薬はほとんどわすれちゃってます」といってうれしそうにしていました。

このようにしてドライアイはよくなります。ではあなたのドライアイがよくなると、症状はどう変わるのかを見ていきましょう。そもそもドライアイにはどのような症状があるのかご存知でしょうか？「目が乾く」だけがドライアイの症状ではありません。

ゴロゴロ・痛み・見にくさ・目の重さ・涙目・疲れ

目・イライラ・うつ[1]症状・更年期様症状・頭痛・肩こり・冷え性・充血・黒目が小さくなる・まぶたの開きがわるくなる。

こんなにたくさんの症状があります。

あなたのそのつらい症状がよくなったらどう思うでしょうか？　ドライアイがよくなると見え方が大きく変わります。

見やすくなる・まぶしさが改善

これまでよりも楽しく本も新聞も読むことができます。これまで読むことができなかった新聞の小さい記事まで読めるようになります。実際にドライアイがよくなった多くの方が、本や新聞が楽しく読めるようになったと言います。あなたも長くドライアイが原因で見にくくなっている、ということにさえ気づいていないかもしれません。ドライアイを治してよくなるのは、いわゆる0・5とか1・2といった「視力」とはちょっと違います。白内障の治療をしてよくなる、メガネをかけるとよくなるというのとはちょっと違うのです。「実用的な視力」が上がるといいます。つまりドライアイがよくなることで「疲れてもしっかり見える」のです。ただ眼科ではそうした「実用的な視力」が下がってもなかなか取り扱ってくれるところは少ないです。なぜなら眼科では「視力」の数値をもとにお話をしている医師が多いからです。

例えばこんな会話があります。

あなた「最近視力が落ちちゃって困ってるんです」
医者「でもあなた、今日の視力検査で1・2出ていますので問題ないですよ」
あなた「先生、でも本当に以前と比べて見にくいんです」
医者「でも検査は正常値です。メガネが合っていないんじゃないですか？」
あなた「メガネは先月新しくしたばかりです」

医者　「視力を1・2以上は無理ですよ。年齢の変化でしょう。様子を見ましょう」

あなた　「……」

こんな会話をしたことがあるのではないでしょうか？

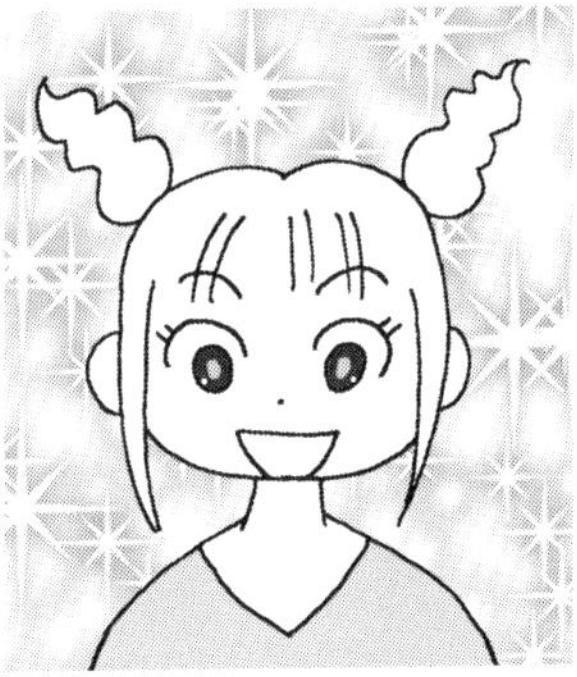

見えると人はかわる

80代の男性の方は数独が趣味でした。数字のパズルのようなものです。クロスワードパズルなども好きでした。しかし、見にくくなって趣味の数独ができなくなってしまいました。テレビも長い時間見ていられなくなりましたが、医者にいっても「あなたの視力はわるくない」と、特に問題ないと言われてしまったのです。家族も「視力がいいのに気のせいでしょう」と取り扱ってくれません。そんな中、ドライアイを治すことにしました。するとすっかり見やすくなって趣味の数独ができるようになりました。「こんなにできるようになりました」といって見せてくれましたが、私が見ても、「よくこれを見て解こうと思うな」と思うような細かいものです。本人は楽しそうに今も取り組んでいます。

実際に視力検査の数値は変わらないけれども本人は見やすくなっているのです。目の表面の傷がなくなると光が散乱しにくくなるのでまぶしさが改善するという人も多いです。あなたにもぜひそのことを実感してもらいたいのです。見やすくなるだけではなく、目のゴロゴロ・乾き・痛みもとれてきます。

目のゴロゴロ・乾き・痛みがとれる

ドライアイで痛みが出る、ゴロゴロする、乾いた感じがする、というのは想像できるでしょう。目というのは体の中でむき出しになっている臓器です。心臓や腎臓のように体の中にしまわれ、筋肉や脂肪、骨や皮膚で守られてはいないのです。これは光を使ってものを見るために仕方がないことです。けれどもむき出しであるために簡単にゴミが入ります。砂ぼこりがあたると皮膚は痛くないけれども目だけは痛くなります。さらには、光の刺激・風の刺激も受けやすいです。雪目といって、スキーやスノーボードのときにゴーグルをしないと目が光の刺激で痛くなってしまうのは有名です。溶接をしている人もゴーグルなしでは光で目が痛くなってしまいます。風が吹いても目は痛くなります。だからこそ強い風のときは目を閉じないとつらいのです。

そんな目を守ってくれているのが涙です。涙は目の表面に絶えず流れることで砂ぼこりなどのゴミを流してくれます。目にゴミが入ると涙が出ていつの間にか痛みがとれてきます。そして目の表面にとどまることで風などからも守ってくれます。風が吹いてきても目を開けてものを見ることができるのは、涙がとどまっているおかげなのです。

ドライアイがあると涙による防御能力が減ります。ゴミが入るとゴロゴロしてきます。風が吹いて目を傷つけてしまいます。そうして小さい傷を絶えず目につくっているのです。つくっては消えを繰り返しながら本当にひどくなるとゴロゴロしたり乾いた感じがしたりして、最後には痛くなってくるのです。だから乾いてきたり、ゴロゴロしたりするというのは、かなりドライアイが進んでいると考えていいのです。

ドライアイをよくすれば傷ができなくなります。何となくゴロゴロしていた毎日から解放されます。乾いた感じがして絶えず目薬を持っていないと不安な生活からも解放されるのです。不調がとれるとどんな気持ちになるでしょうか？　とれるのはゴロゴロのような直接的な症状だけではありません。目の疲れや目の重みなどからも解放されます。

目の重さ・かゆみがとれる

ドライアイがよくなると、目が重い感じ、疲れやかゆみまでよくなってきます。ドライアイは目の表面が乾くために見にくくなります。それでも人間の目はどうにか見えるように頑張ってくれます。目では毛様体筋という筋肉がピントを合わせようと動いてくれます。脳ではちょっとぼやけて見えているものをくっきり見えているかのように調整してくれます。けれどもそうやって見ることには無理があります。続けていれば目や脳の疲労感につながります。目の奥が痛くなり、目が重い感じ、あるいは「何となく疲れるな」という自覚になってきます。そのためドライアイが治ると、目が重い感じがしていたけれどもそれがよくなったと感じ、「目の疲れを感じなくなって本がたくさん読めるようになった」「映画がたくさん見れるようになった」というように変わっていくのです。

ドライアイがよくなると目のかゆみもよくなります。痛みが弱いとかゆみになります。例えば傷口がかさぶたになっているとかゆいのは、痛みが弱いから起きていることです。さらにはアレルギーの改善にもなります。アレルギーは花粉やほこりなどのアレルギー物質が目に入ることで起こります。けれども涙が正常に流れていてドライアイが改善するとほこりも花粉も涙がとってくれるのです。すっきりさわやかになります。

アレルギーとドライアイは互いにわるい影響を与え合います。ドライアイがあると目の表面に涙がないため、アレルギーの原因物質であるほこりや花粉を流してくれません。そうすると目の表面にアレルギー物質がたまって炎症が強くなってきます。一方でアレルギーが起こると目には炎症が起こります。目に炎症が起こると涙の質がわるくなり、ドライアイになっていくのです。ドライアイがアレルギーを起こし、アレルギーがドライアイを引き起こす。互いに影響し合ってしまうため、アレルギーとドライアイを両方とも持っている場合はその対処をしないと悪循環でどんどんわるくなってしまうのです。

60代の女性は目のアレルギーで治療を受けていました。けれどもなかなかよくならないということでいらっしゃいました。確かにアレルギーはひどいですが同時にドライアイもあったのです。そのためアレルギー物質が目に入ってもそこにとどまって強く炎症を起こしていました。そこでドライアイをよくするように日常生活に気をつけ、対処を行い、同時にアレルギーの治療も行いました。するとドライアイがみるみるよくなっていき、結果としてアレルギーもよくなっていったのです。

こうやって疲れやかゆみがよくなるのですが、それによって肩こり・頭痛などもよくなります。

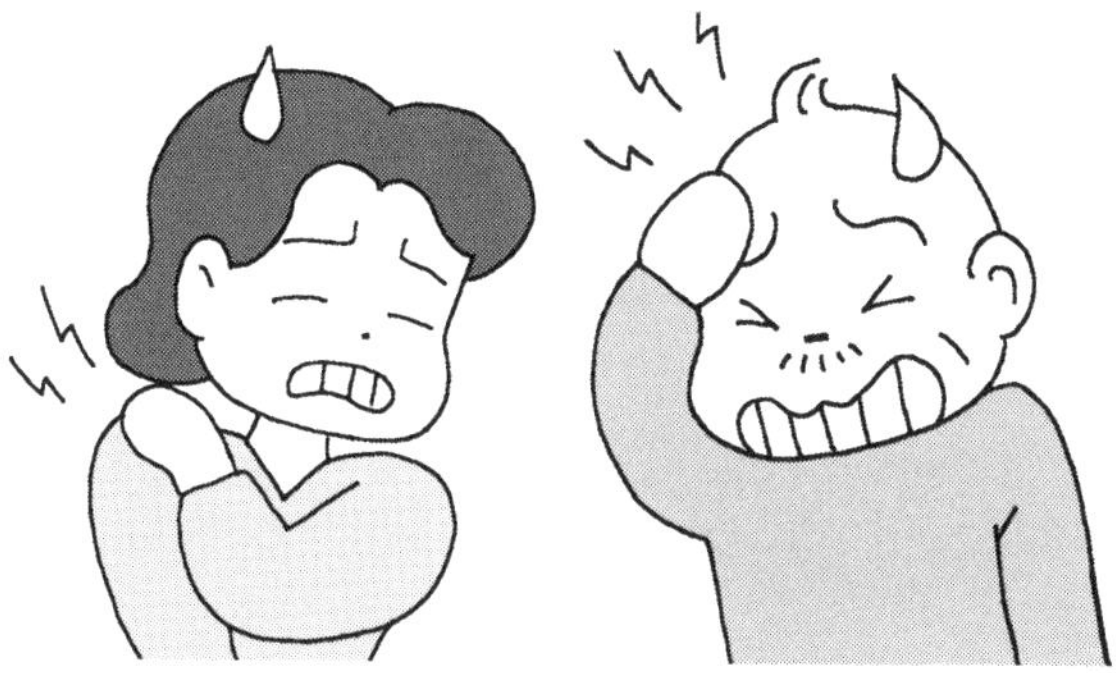

肩こり　頭痛

頭痛・肩こり・体の疲れがとれる

ドライアイにより頭痛や肩こりが起こります。目のせいだとはなかなか気づきません。けれどもドライアイの治療をすることで頭痛や肩こりはみるみるよくなっていきます。毎日のように肩こりで整体に通っている人は、ドライアイを疑ってみてはどうでしょうか。

ある60代の女性は肩こりと頭痛がひどく毎日シップを貼って過ごしていました。週に1回は整体でマッサージをしてもらっていました。確かにマッサージしたときはよくなるのですがしばらくするとまたすぐに調子がわるくなってしまいます。週に2回に増やそうかと考えていましたがお金もかかってしまうし、何度も通うのも大変です。そんなとき、ちょうど眼科に来たのです。検査をしてみるとドライアイがあり対処してもらうようになりました。ドライアイがよくなると、頭痛や肩こりまでよくなってきました。「先生、そういえば目が調子よくなって肩こりも頭痛もよくなったの。整体に通ったけれども今はいかなくても大丈夫になった。これって目からなのかしら？」とお話ししてくれました。ドライアイをよくして肩こり・頭痛がとれるとは思わないものです。けれども実際には目からきている肩こり・頭痛があります。多くがこのように目をよくすることで楽になってきます。一方でいくら頭痛薬を飲もうと、肩を揉もうと肝心のドライアイがよくならなければいつまでたってもその肩こり・頭痛がよくなるはずがありません。そして話には続きがあります。「そういえばなんだか疲れやすかったんだけれども、それもよくなってきたの」と言うのです。

全身的な疲れがドライアイからくることも多いのです。外界の情報刺激のうち9割を目から得ているともいわれていますが、その9割がわるくなれば、疲れもたまってしまいます。また目の疲れというのは寝たからといって簡単にはとれません。だからこそ日々その疲れがたまります。しかし目からの疲れだとは思わない。ついつい目を酷使してしまい、また疲れがたまっていくのです。

充血がとれ、黒目・目が大きくなる

ドライアイによる充血はしつこくずっと残っています。なぜドライアイにより充血がでてくるのでしょうか？

ドライアイになると涙がないために目に傷がつきます。涙が多ければ涙で傷を覆って治してくれますがそれもできません。困った目は何とか傷を治そうとしてくれます。どうやって治そうとするかというと、白目の血管から黒目のほうに向かう血流を増やして、傷を治すための栄養を流します。そのため、血管に流れる血液の量が多くなっ

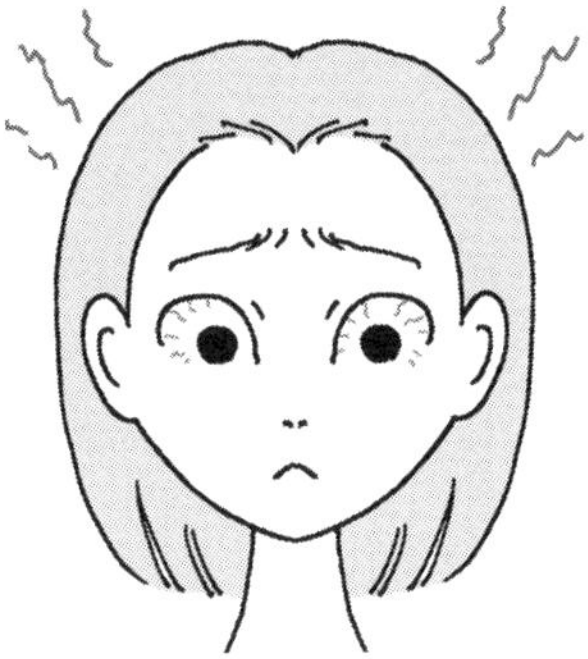
ドライアイで充血する

て充血するのです。徹夜した後や、たくさん目を使った後は鏡を見ると充血しています。無理に目を使い過ぎて結果としてドライアイが起こってきているのです。ということは充血＝悪者ではなくて、充血する原因自体をとらなければいけません。「充血をとる薬」というのは市販でありますがこれに頼ると大変なことになるのです。充血は確かにとれる。一方で黒目を治す力が弱くなり、黒目の傷が広がってしまう。そうすると充血はさらにひどくなり、また充血をとるお薬を点眼する。これを繰り返していくと結果として充血も傷もわるくなっていきます。本当は市販の目薬には「長期使用して治らなければ眼科で相談」と説明書に書いてありますが、字が小さくてたいていの人は読んでいません。

その結果本当に充血がひどくなってから受診することになります。数カ月、ひどいときは年単位でできた充血のため、それを治すにも同じくらいまたはそれ以上の期間を必要としてしまいます。さらにわるいことに、このように充血を無理やりとってしまったり、充血しても治らないくらいの傷がずっと残っていたりすると黒目が小さくなります。なぜでしょうか？　それは黒目を治そうと白目から血管を生やしてのばしてくるためです。そのため結果として黒目が小さくなってしまうのです。

またドライアイがあると〝目が小さくなって〟しまいます。でもあなたが「私の目が小さくなっちゃったんです」と言っても医者は聞いてくれません。「何を言っているんですか？　全然小さくないですよ」と言われてしまいます。

医者が言う「目が小さい」とは、一般的な意味とは違います。一般に言う「目が小さい・大きい」というのは、例えば「あの女優さんは目が大きいけれど、私の目は小さい」というような使い方です。それは他人から見て「まぶたが大きく開いている」＝「目が大きい」、「まぶたの開きが大きくない」＝「目が小さい」ということです。つまり目がぱっちり開いているということです。一方で医者が言う「目が小さい」というのは、「目の玉が小さい」ことをいいます。目の玉は平均的には直径が24ミリぐらいです。近視が強いとこの直径が長く、遠視が強いと直径が短くなります。目の玉の直径が短いことを「目が小さい」と医者は言うのです。だからあなたの目が小さくなったと感じたとき、医者に対しては「目の開きがわるくなった気がする」という表現のほうが伝わります。

では、なぜドライアイになると目の開きがわるくなる（目が小さくなる）のでしょうか？　それは目をしっかり開けようとすると目が乾いてしまうからです。ドライアイがよくなって目の渇きがなくなれば思い切って目を開けることができます。結果として目がぱっちりみえるのです。

つまりドライアイがよくなると自分が楽に過ごせるだけではなく、人に与える印象までよくなるのです。それまでついついしかめ面で見ていたものが目をぱっちり開けて見れるようになるので、明るく楽しい印象になります。さらに充血もとれてくるので、疲れている印象や年をとっているかのような見た目の印象を改善してくれるのです。

なぜか涙目がよくなる？

これが一番勘違いされやすいのですが、ドライアイによって〝涙っぽい〟という症状が起こることがあります。つまり涙が出過ぎて困っている人にドライアイの治療を受けてもらうことがあるのです。ドライアイの中でも涙の「量」は十分あるのに「質」がわるいタイプの人にこのようなことが起こります。

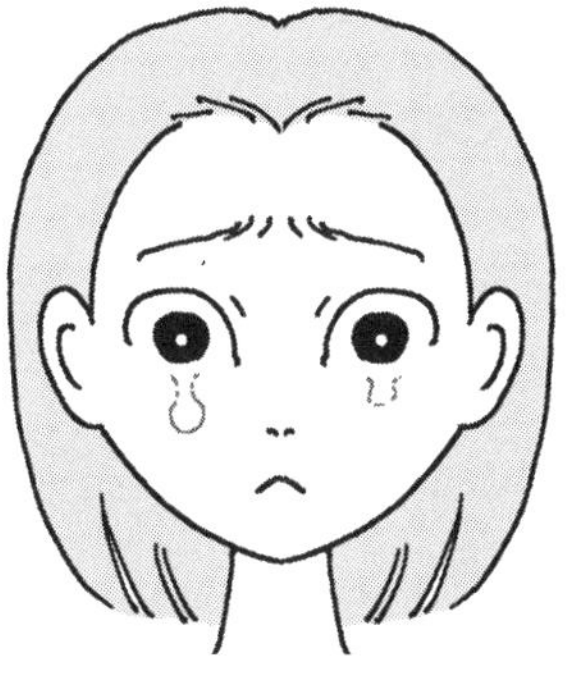

涙が出るのに目が乾く

「ドライアイ＝目の乾き」なのに、涙がたくさんでるとはどういうことでしょうか？

確かに涙は「量」としてはたくさんでています。けれどもすぐに乾いてしまいます。「質」がわるいから、涙が出ても出ても足りなくて、目は乾いてしまいます。

目が乾くと風が当たったりほこりが入ったりして目の表面に傷ができます。傷ができると目にゴミが入ったように痛くなり涙が出てきます。普段よりもたくさん涙が出てくるのです。涙は目を守ろうとしてくれるものです。では涙が出て傷が治れば万事解決かというと、そういうことでもありません。治ってよかったと思い目は涙を出すのを抑えます。しかし、ドライアイの体質は改善していないのでまた目が乾いて傷ができてしまいます。そしてまたたくさん涙が出てくる。という事を繰り返してしまうのです。

「量」が足りている涙の「質」を改善する治療をします。一時的には涙が余計に増えたように感じます。でもそれでいいのです。「質」がよくなってくると「量」をたくさん出さなくてよくなってきます。すると体は自然と涙をたくさん出さなくなってきます。

質のわるい涙がたくさん出る状態から、質のいい最小限の涙が出る状態に変えてあげるということです。涙だけではなくて気持ちにまでドライアイは大きく影響してしまいます。

イライラ・うつうつの気分が晴れる

気持ちがいいときを「視界が晴れた」とか「世の中が明るく見える」といいます。一方で気分が落ち込むときを「視界が暗い」とか「世の中がよどんで見える」といいます。見える世界によってあなたの気分は暗く沈んでしまうこともあれば明るく楽しくなることもあります。そのため、ドライアイによって憂うつになったり毎日が楽しくないと感じる人は大勢います。家族や友達とも疎遠になってしまった人もいます。

今あなたがそれほどイライラしたりうつうつとした気持ちになっていなくても、目の不調でずっとつらい毎日を過ごすとだんだんそんな気持ちになってしまうのです。

そして、ドライアイで気持ちが落ち込むということはなかなか周りにわかってもらえません。だからつらいのです。

ある方はドライアイで目がゴロゴロしていました。ちょっとゴロゴロするだけだからあまり積極的に治そうとは思っていなかったということです。けれどもテレビでドライアイのことを見て「ちょっとはよくしないと」と思い、治療を受けました。治療を受けて自分でよくする対処をしたら、ゴロゴロがとれたのです。同時にいろいろな問題が解決しました。それまでの「イライラして人に当たってしまう」「心が落ち込んでしまう」といったことが自然と減ってきたのです。こんなによくなるならもっと早くに治療しておけばよかった、と思ったようです。

このように目が見えにくい、目がつらいというだけで日常生活に影響するほど気持ちが落ち込んでしまうことがあります。そういう場合にドライアイをよくするとすっかり楽になる人もいるのです。

あなたはなぜドライアイになったのか？

そもそもなぜあなたはドライアイになったのでしょうか？　昔はドライアイなんて言葉は聞いたことがなかったと思います。でも実際に目が乾くように感じるのは事実です。

一番大きく変わったのは、私たちの身の回りの環境です。昔はなかったパソコンやスマートフォンがでてきました。それまでは、ずっと昔から人間は紙を見て文字を読む程度でした。けれども今はパソコンやスマートフォンにより光っているものを見続けているのです。太陽を見てはいけないということはご存知かと思います。目が焼けてしまうというのもあります。光のエネルギーはそれだけ強いものなのです。もちろん太陽に比べればパソコンやスマートフォンの光は大したことがありません。けれどもそういう光のダメージを日々蓄積していくことで、目はわるくなっているのです。

コンタクトレンズも手軽に購入できるようになり、一般的になりました。コンタクトレンズは体にとっては異物です。その異物を目に入れれば目には傷がつきます。あるいは涙が目の表面にとどまろうとしてもコンタクトレンズが邪魔してしまえば、涙がきれいにたまることはできません。そのため、コンタクトレンズによるドライアイというのも増えてきているのです。

食事も変わりました。昔は日本食を中心とした自然に近いものを食べていました。しかし、今では欧米のような食生活、特にジャンクフードやファストフードと呼ばれるものがはやっています。この食生活により涙がわるくなってしまいます。涙というのは体から分泌されるものです。その分泌物というのも元をただせば食べ物から来ています。つまり体はすべて食べたものでできているのです。わるいものを食べればそれだけ体がわるくなります。いいものを食べればそれだけ体もよくなります。ですから食生活に気をつけていかなければいけません。

家も変化してきました。自分の家はもちろん職場、友達の家、あらゆる建物が昔とは変わってきているのです。人は多くの時間を外で過ごすより家や建物の中で過ごします。昔の家や建物は隙間風が入るのが普通でした。障子で部屋の間をへだてていました。畳があって木がありました。木は呼吸をします。湿気などをコントロールしてくれていたのです。今では家の建てつけも気密性が高くなりました。そのため、空気の行き来があまりなくなってしまい乾燥しやすくなりました。ホテルを考えていただければわかりやすいかと思います。

ホテルは家よりさらに気密性を上げています。ホテルに行くととても空気が乾くと感じないでしょうか？　ホテルは通常の家に比べて隣の部屋の音が聞こえにくいように、また温度の調整もできるように気密性が高くできています。だから乾燥が強くなってしまうのです。ホテルほどとはいわないまでも、あなたの家やあなたの職場などが変わってきているためにドライアイになりやすくなっているのです。

昔よりエアコンがどこでも使えるようになってきました。昔は家にエアコンがあるのは自慢でした。石油ストーブと扇風機があればいいほうでした。今ではエアコンがあっても自慢になりません。それくらい普及してきているのです。エアコンというのは温度の調整が簡単にできます。けれども湿度が下がりやすいです。仮に加湿器を使っていても乾燥した空気をエアコンが循環させているので、顔などの上のほうの空気は乾燥していることが多いのです。気流が直接目に当たってしまうこともあります。

車での移動も普通にできるようになってきました。どの車もエアコンが利くようになってきています。また電車などの公共交通機関も昔よりもしっかりと空調が利くようになり湿度が下がっています。デパートなどもそうです。

このように環境が変化すると、自律神経のバランスを保ちにくくなります。自律神経というのは人間の興奮とリラックスのバランスを保つ神経です。興奮するときは交感神経という興奮神経が活発になって活動的になれます。すごく活動的になれるのはいいのですが、その状態を長く維持すると体が限界を迎えます。リラックスするのを副交感神経といいます。体がリラックスするように促してくれます。けれども現代は興奮する要素が多く交感神経が強くなってしまっている人が多いです。絶えず興奮していてリラックスするタイミングを持てなくなってしまっているのです。

このように、さまざまな原因でドライアイの人口は増えてきているのです。まずは自身の生活を振り返って原因を見つけ取り除きながら自分でよくする、そして最新治療も駆使してよくする必要があるのです。

次章から、具体的な方法をご紹介していきましょう。

第三章

ドライアイをよくするトレーニング

トレーニングで目をよくしよう

ドライアイをよくするために、自分でできるトレーニングや対処法があります。例えば足腰が弱るのを防ぐためにトレーニングすることに似ています。実際の医療現場でも、丁寧に説明してくれる医師は自分でできることを説明してくれているとは思います。ただ外来の中での説明だと詳しく聞けないこともあると思うので、ここで確認してみましょう。

○ホットアイ

ドライアイを改善するおすすめメソッドとして「ホットアイ」という方法があります。ある30代の女性はドライアイがあり目の傷もついていました。まぶたの油の状態もよくないのでホットアイをおすすめしました。毎日ホットアイをしてもらった結果、ドライアイによって見にくいという症状も改善し、状態がよくなってきたのです。実際に多くの研究で、ホットアイによってまぶたの血流がよくなり涙の状態がよくなるということが示されています。まぶたが温まると油は溶けやすくなります。油というは冷たいと固形で、温まると溶ける考えるとイメージできるかと思います。温まることで溶けて分泌しやすくなるのです。血流がよくなれば余計な物質を押し流してくれるので、より効果的になるのです。

道具を使う場合は蒸気でホットアイマスク®のような市販のものがあります。自分でやるにはタオルを使う方法もあります。

1回5分、1日2回で朝晩に行うことがおすすめです。

具体的には、

1. タオルを水でぬらして軽く絞ります
2. 600Wの電子レンジで40秒温めます
3. 目をつぶりまぶたの上に置きます（その間にもう1個温めておきます）

ホットアイ

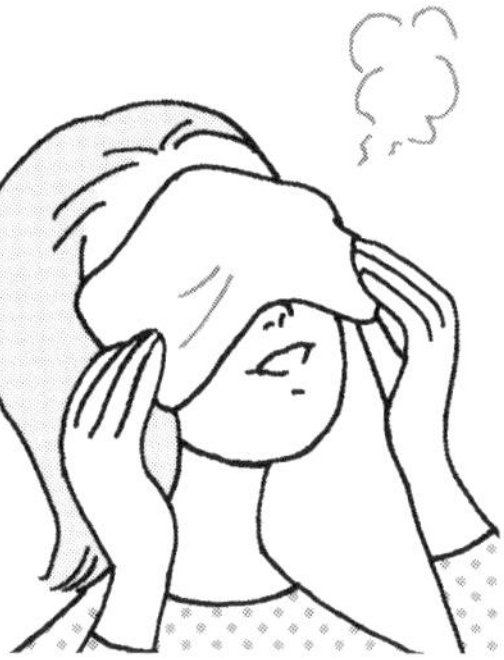

4．冷えてきたらもう一つのタオルに換えます

これで5分行うというものです。面倒な場合はお風呂でやると簡単です。お風呂のお湯で絞ったタオルでやればいいだけです。多くの患者さんにやってもらっていますが、「その場で効果を感じた」と言ってくれます。続けていくことでそれが継続されて涙の状態をよくしてくれます。そして何より気持ちいいです。私自身もホットアイをして目を休めることがありますが非常にリラックスできて疲れを癒せます。手術や診察で目を酷使してしまったときなどにはいい方法です。

可能であれば朝晩できればベストですが、せめて1日1回はやりましょう。仕事でパソコンを使ったりデスクワークがある場合は、お昼にホットアイをすると午後の仕事もはかどり、疲れもとれ[2]自律神経もととのいドライアイまで改善します。

ただし一つ注意があります。アレルギーでかゆいとき、まぶたが急に腫れたときはやめましょう。温めることでかゆみが強くなったり腫れが強くなってしまうことがあります。

○パームアイ

ホットアイと併用するといいのですが、タオルまで準備するのは大変なとき、ちょっとしたときにやってほしいのが「パームアイ」です。これは手のひらでまぶたを温めるという方法です。軽く5回ほど手をこすり合わせます。温まったところで目の上に手のひらを当てて冷えるまで待ちます。冷えてきたら、また5回ほどこすり合わせて目の上に手のひらを当てます。

ちょっとした間のときなら1回だけでもいいですが、余裕があるときは5〜10回やるといいでしょう。効果としてはホットアイと同じです。ただし手を使った手当てなので、簡単に、そして気持ちを込めてやりやすいということがあります。また仕事の合間、本を読む合間、テレビやパソコンの合間に目を休めるのに最適の方法なのです。

注意点としては、手のひらは軽く添えて包み込むように、熱をそこにとどめるようなイメージでやってください。決して目の玉を手のひらで押さえつけるということはしないでください。またホットアイと同様に、アレルギーがひどいときや腫れているときは避けておきましょう。

○まぶたマッサージ

ホットアイと一緒にやると効果的なマッサージです。眼科の診療現場では、医師が直接あなたのまぶたを押してこのマッサージの代わりに油を出すこともあると思います。機械で同じような方法をとる器具まであります。この方法は効果的ですがちょっと痛いです。そこで、ここでは自分で毎日できる方法をご紹介します。これはまぶたの油分泌腺から油をしっかりと出してあげることで、詰まっていた油を出して通りを

まぶたマッサージ

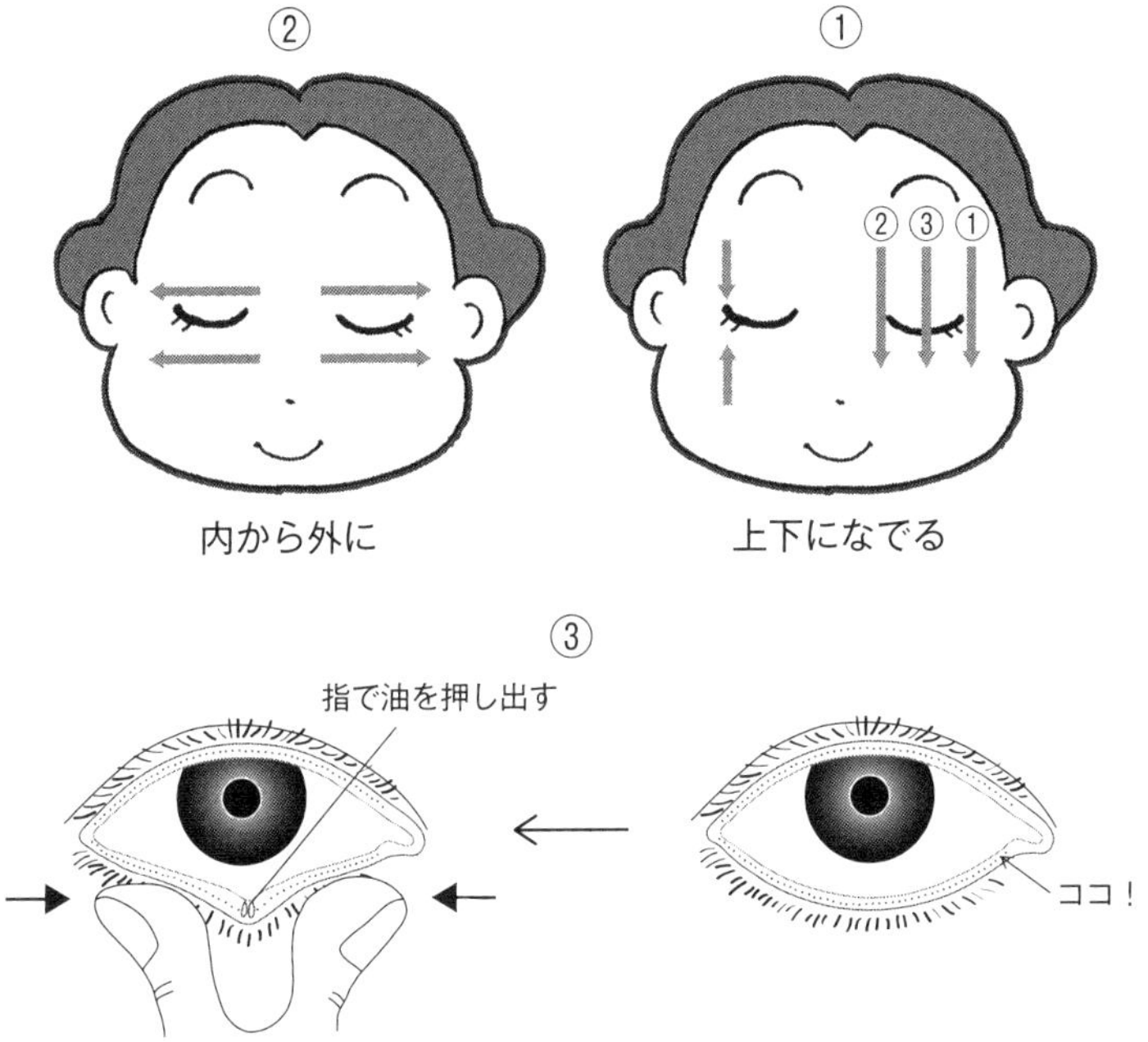

よくする方法です。実際にマイボーム腺をイメージしながら油を出すということをしましょう。

1回大体3〜5分でできると思います。あまり強くやらないようにしましょう。また間違えて目を直接押すような方向に力を加えないように気をつけましょう。

1．上から下に人差し指の腹で軽くまぶたにあて、目を

押さない程度の力を加えながら動かします（三つのパートにわけて）×10

2. 次に内側から外側にまぶたを優しくなでます×10

3. 最後に、チューブから歯磨き粉を押し出すイメージで2本の指でまぶたのふちをつまんで油を押し出します×1

このようにして油の分泌を促してあげます。実際に油の詰まりがひどいときは、この方法で油が歯磨き粉のようににゅるにゅると出てくることもあります。診察のときにまぶたのところからにゅるにゅると出てくると、油って固まっているのだなということを実感できます。まぶたの血流改善と玉のように固まってしまっている油を直接出してあげることが目的なのです。温めれば油は溶けて液状になりますが、すべてがうまくなってくれるわけではなくてだまのように固まっていることがあるのです。そういうときは、マッサージで直接的にだまを取り出してあげる必要があります。またマッサージ効果で血流がよくなって油が溶けやすくなるということも大切です。ホットアイのときにやったほうがいいのは、温めたほうがよりスムーズに油が分泌しやすい、ということが理由です。

○目の際シャンプー

やり方は簡単です。ぬらした綿棒（できればお湯で）を持ちます。下まぶたを軽くあかんべえをさせてまつ毛の内側のところを水平方向に軽くこすります。もし綿棒に汚れがついている場合は2〜3回こすります。汚れがついていない場合は1回で結構です。次に上まぶたを同じように軽くこすります。同じように汚れがついている場合は2〜3回こすりましょう。

回数は1日1回、お風呂の前か後でいいです。どうしても汚れが強い人やまぶたのふちがきれいでない人、目やにが多い人は1日2回行いましょう。

最初、上まぶたは目につきそうで怖いということがあると思います。作業に慣れなくて目に触ってし

目の際シャンプー

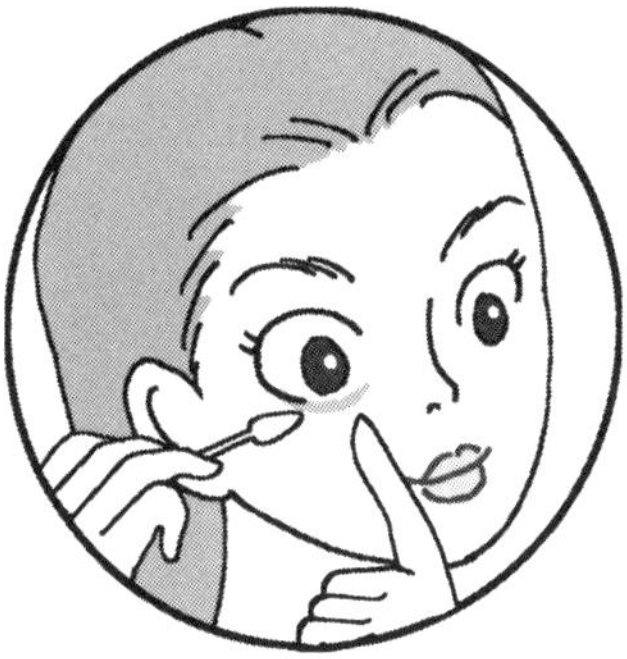

際をなでるように

まっては傷をつけてしまいます。そこで慣れないうちは下まぶただけにしてもいいです。慣れてきたら上まぶたをきれいにしておきましょう。

目の際をきれいにしておく[3]ことがドライアイにいいということは研究でわかっています。油の排出口はどうしても詰まりやすくなってしまうのです。歯磨き粉の出口や、ボンドやノリの出口などが固まりやすいのと一緒です。出口をきれいにすると歯磨き粉の出がよくなる感じです。もう一つはまぶたの際は化粧などが残りやすいことがわかっています。そこで化粧残りをしっかりきれいにしてあげることで無駄な炎症を引き起こさないようにしてくれるのです。

一般に市販されているものとしてはアイシャンプー®というものがあり、これを使うのが効果的です。しかしなかなか手に入りにくいものなのでお湯でもいいのです。ベビーシャンプーを使うというのも一つの方法です。とにかくまずは専門の洗浄液やベビーシャンプーを使う前にお湯でやってみて、効果を実感してうまくできそうだったら購入してさらに効果を上げるというのもいいですね。

○ぎゅっと体操

まぶたをぎゅっとつぶることで油を効果的に押し出すという方法です。同時に眼輪筋という目の周りの筋肉のトレーニングにもなります。1回2～3分程度でできます。1日1回で結構ですから続けましょう。

ぎゅっと体操

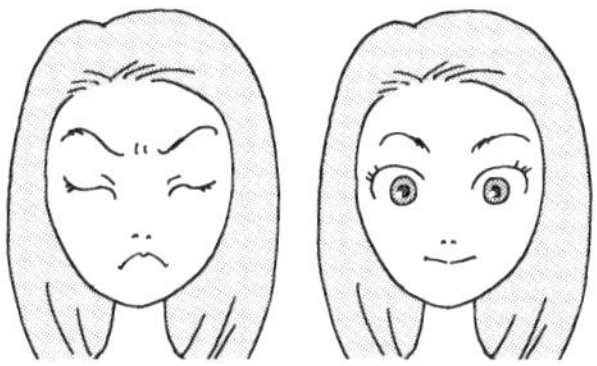

ぎゅっとつぶる　ぱっと開ける

10回

最初は鏡の前でやるとわかりやすいです。慣れてくると鏡はなくても大丈夫です。

鏡に向かって目をぎゅっとつぶります。そして目を開けます。そしてぎゅっとつぶる。これを10回繰り返すものです。

油をまぶたのチカラで分泌させてくれます。また目

口すぼめ呼吸

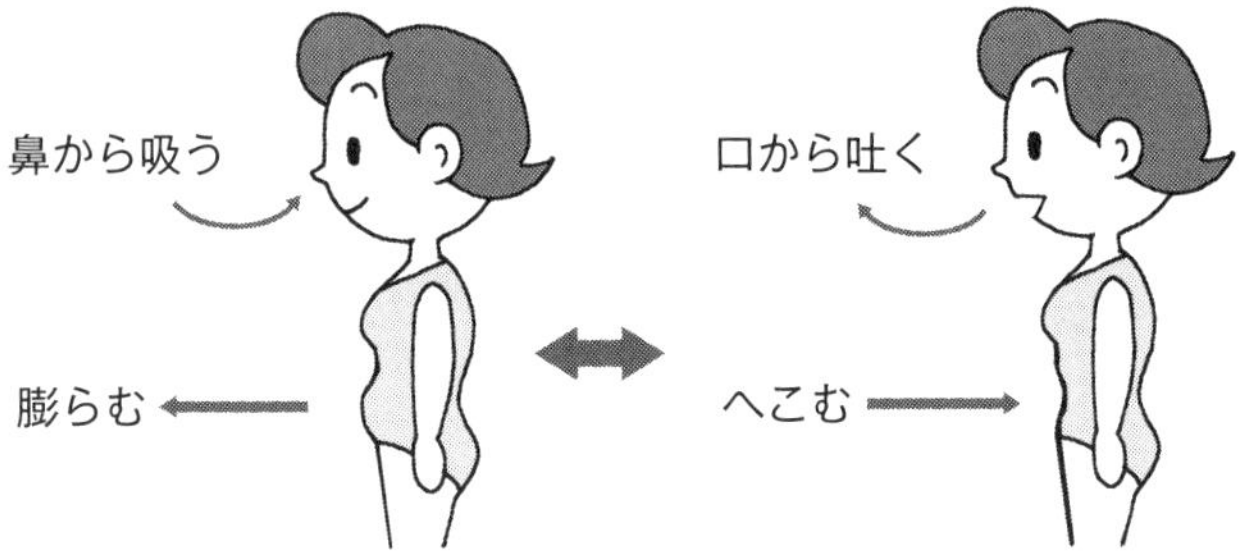

の周りの眼輪筋がしっかりしてくると目も閉じやすくなってきます。ドライアイの人はまばたきがうまくいっていない人が多いです。まばたきの回数が少なかったり、力が足りなかったり、はたまた自分では閉じているつもりでも十分に目を閉じきれていない、ということがあります。

このぎゅっと体操をすることで眼輪筋もしっかり鍛えてドライアイをよくしましょう。

○口すぼめ呼吸

腹式呼吸を主とした呼吸方法です。リラックスして副交感神経を優位にします。やり方としては口を閉じて鼻から息を吸います。そのときにお腹を膨らませながらお腹で息を吸っているイメージを持ちましょう。次に口をすぼめてさっき吸った倍の時間をかけて息を吹きます。お誕生日などのときのろうそくを消す。そういうイメージです。

最初はちょっと苦しいかもしれません。それはなぜかと言うと、この呼吸法は腹式呼吸をすると同時に肺をしっかりと使って呼吸することになるからです。そのため肺の周りの筋肉をしっかりと使います。慣れていない筋肉を使うと疲れます。最初は上手にできなかったり疲れてしまうことがあります。疲れたときは無理をしないでください。

10回を1セットとして朝晩の2回トレーニングをしましょう。

口すぼめ呼吸をすると副交感神経を主に使います。私たちは普段ついつい交感神経を主に使い過ぎてしまうので、副交感神経をしっかりと使ってあげることがリラックスにもつながり涙[4]の分泌にもいいのです。

○涙活

「るいかつ」と読みますが聞いたことはあるでしょうか？　涙を出すことです。普段の生活の中で感情的になって悲しくて、うれしくて泣いたことはあるでしょうか？ドラマや映画を見て泣いたことがあるでしょうか？

涙を出すとリラックス効果があるセロトニンという物質を分泌させてくれます。その効果があり涙を出すことはドライアイに効果的です。ただし「タマネギを切って涙を出す」「痛くて涙を出す」というのではなく、感情的な変化で涙を出すようにしましょう。

男性の場合は「泣いてはいけない」という気持ちもあるかもしれません。人前では泣きにくいこともあるでしょう。そういうときは一人で泣いてみましょう。

映画・ドラマ・本など泣ける内容のものはたくさんあります。「どれも泣けるほど

は感動できない」ということもあるかもしれません。けれどもちょっとでもいいから
そこで感動を感じてほしいのです。泣けないまでも感情を動かされることがプラスに
働いていくのです。

第四章

食べるものがいい涙を作る

だから食べて目がよくなる

なぜドライアイが増えているか？　原因として食事があります。何より「人間の体は食べたものでできている」のです。どんなにいい生活や治療をしてもわるい食事をしていればよくはなりません。一方でいい食事をしていれば自然とよくなります。患者さんには目薬だけでなく食生活をとお話しししています。

50代の女性の方はドライアイの症状があり目の充血を気にしていました。ゴロゴロもするし違和感があるのです。ほかの病院で治療をしてもよくならないので来ました。なかなか目薬の使用にも抵抗があるようで、まずは日常生活を改善してもらうことにしました。食生活をこれからお話しするような方法にしてもらったのです。

そうすると目薬もせずに目の状態が改善して充血もやわらいできました。結局自分の力でよくなっていったのです。大切なのはどのような食生活をしたらいいかです。

これまで日本人は昔ながらの日本食を中心とした生活でした。時代が進みファストフードが増え、コンビニの発展もあり洋食を中心とするようになりました。けれども日本人はそもそも海外の人とは体形も違います。長い年月のなかで日本の風土にあった食生活に合ったような体形になっていたのです。それなのに急に海外と同じような生活をしようとすると無理が生じます。また体にいい食べ物であればドライアイにいいとは限りません。

ドライアイにはドライアイにいい食べ物があります。いい食べ物を知ってドライアイを治しましょう。

ラクトフェリンって知っていますか？

ラクトフェリンというと聞き慣れないかもしれません。実はこれは涙に含まれているタンパク質の一種です。ヨーグルトやチーズや牛乳などに含まれています。ラクトフェリンの[5]効果としては吸収されて目に来るだけではなくて、腸でラクトフェリンを利用するというのが目的です。

　腸には腸内細菌といって菌がたくさんいます。その菌がバランスを保っているからこそ人間は健康的に生活できています。アレルギーがある人などはこの腸内細菌が乱れていることがあります。そのときにこのラクトフェリンという栄養を使ってビフィズス菌などの善玉菌と呼ばれるものが増えてバランスを保とうとしてくれるのです。

　腸と目というと関係なさそうですが、実は密接な関係があります。腸も目も粘膜です。粘膜というのは皮膚に覆われていないところで表面はしっとりとしている場所です。鼻の中、口の中も粘膜です。この粘膜から出てくる粘液といってトロッとした成分があると粘膜は乾きにくいです。目も同じです。そして腸の腸内細菌も有名ですが目にも細菌があります。細菌のバランスが整っていてはじめて体の状態を整えてくれるのです。

目だけでなく腸の細菌のバランスを整えることで体のバランスをしっかり整えるのです。結果として腸がよくなると体全体の状態もよくなり、涙の質も改善してくるというものなのです。そして涙の分泌を主にする細胞も活性化することがわかっています。

ドライアイにいいサプリメント

月並みな表現ではありますがバランスのいい食事が大切になってきます。特に魚・野菜・果物をバランスよく食べることが、ドライアイ、ひいては体全体にとってもいいことなのです。量についても1日3食、食べておくことをおすすめします。

とはいっても、食事に気をつけるというのはなかなか難しいものです。複合的なサプリメントを使うのもよいでしょう。実際、ドライアイ用の複合サプリメントというのもあります。オプティエイドＤＥ[6]というものが有名です。一般の薬局に売っているのではなく、ドクターズサプリメントとして眼科施設で売られているのが一般的です。それ以外にはＥＰＡやＤＨＡが含まれている複合サプリメントというのがよいです。複合サプリメントとは、一つの成分ではないということです。ＥＰＡやＤＨＡというのはオメガ3系脂肪酸なのですが、単品となるとほかの栄養素が足りないこともあります。また摂取し過ぎてしまうということもあります。しかし複合サプリメントで量を守っていればとり過ぎてしまうこともないので安心です。

ただ、費用もそれなりにかかることですし、基本的にはできる限り食事から栄養をとることがベストですので、頭に入れておきましょう。

オメガ3系脂肪酸

涙の質を決める中で油が大切だとお話ししました。昔、油はカロリーが高くとらない方がいいと言われていました。それは質のわるい油のことです。質のいい油をバランスよくとることはいいことです。では、質のいい油とは何でしょうか？

それが今回お話しする、「オメガ3系脂肪酸」です。オメガ3系脂肪酸を上手に摂取すると油の状態がよくなります。[7,8]涙の油をよくしてくれますし、肌の表面の保湿なども行ってくれます。一方オメガ6系脂肪酸というのもあり、こちらは炎症を強くしてしまい、保湿作用をわるくしてしまいます。オメガ6系脂肪酸を減らし、オメガ3系脂肪酸を摂取していきたいものです。

しかし、現代の生活の中ではオメガ6系脂肪酸のほうが多くあるのです。有名なのはファストフードなどで使われている油や、お惣菜など外で売っているものなどはオ

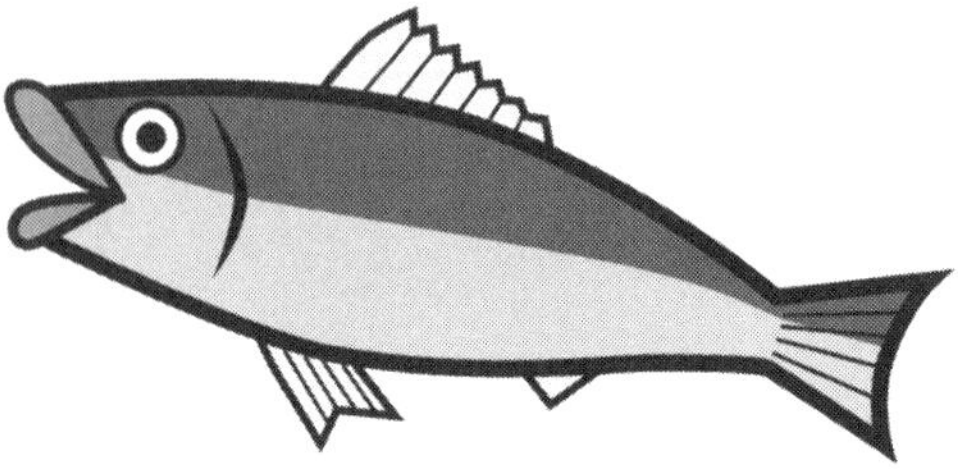

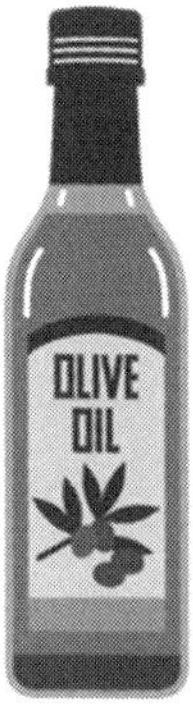

オリーブオイルや青魚からオメガ３系脂肪酸

メガ6系脂肪酸を多く含んでいます。ですからオメガ6系脂肪酸を減らしてオメガ3系脂肪酸をとりましょう。オメガ3系脂肪酸で有名なのはお魚です。お魚のDHAやEPAというのがオメガ3系脂肪酸になります。その中でも青魚のほうが効果的です。白身魚などにはあまり含まれていません。そのほかにオリーブオイルにもオメガ3系脂肪酸が含まれます。また最近では、チアシードというスーパーフードも有効であると言われています。

オメガ3系脂肪酸を増やすことは、ドライアイだけではなくうつ症状も抑えると言われています。そのほかアトピーや花粉症などのアレルギー疾患も抑えることがわかっています。目だけでなく体全体に効果的であると言えるのです。

ビタミンC・アスタキサンチン・ブルーベリー

ビタミンCやアスタキサンチン、ブルーベリーに含まれるアントシアニンなどに代表される抗酸化物質もラクトフェリンやオメガ3ほどのデータはありませんがドライアイには有効と考えられます。

人は年齢によってダメージを受けて老化していきます。そのため、まぶたの血流もわるくなりドライアイへと進行していくのです。老化は特に酸素によって起こる酸化という反応がメインです。そこで抗酸化物質というのを摂取すると体がダメージを受ける代わりに酸素によるダメージを受け止めて体を守ってくれるのです。

ビタミンCは特にレモンやユズなどの果物に多く含まれています。アスタキサンチンはサケ・イクラ・エビなど赤い海産物に多く含まれています。アントシアニンはブルーベリーが有名です。そのほか目に効果的な抗酸化物質としてはルテインがあります。ルテインはホウレンソウに多く含まれているものです。

これらを積極的にとることで体のダメージを抑えてドライアイをよくすることができます。

ドライアイといえばお水

ドライアイというだけあって乾きですから水分をとることは大切です。夜トイレに起きないように、普段もおしっこに行かなくて済むようにとお水を飲まない人がいます。食事のときも食事だけで水分をとらない人がいます。もったいないことです。

水分というのは意識的にとるようにしないと不足しがちです。いつ飲めばいいの？と聞かれることがあります。まずお風呂で長湯する人の場合は、お風呂の前または後にコップ1杯のお水を飲むと効果的です。お風呂に入っているときに汗などで水分が枯渇してしまうからです。そのほかは食事のときにもコップ1杯のお水を置いておきましょう。そして食事の合間に飲むようにしましょう。

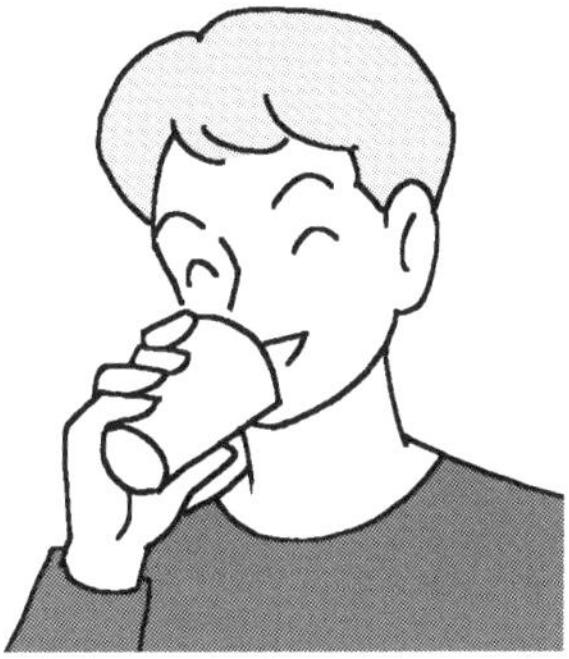

水を飲む

さらにポイントは一番たくさん食べる食事、多くの方は夕食をたくさん食べる人が多いですが、たくさん食べる食事の前にはお水を飲みましょう。こうすると必要以上に食事をとり過ぎて太ってしまうことを防ぐことができます。[9]具体的にはコップ2杯で13%ほどカロリーを抑えられると言われています。

特に何もせずに水を飲むだけでカロリーを13％も抑えられるというのは効果的です。もちろん水は飲む以外にも使えます。普段加湿器がない場合などはコップ１杯のお水をお部屋に置いておくだけで、水分が蒸発して湿度をある程度保ってくれます。このようにコップ１杯の水があなたのドライアイに有効なのです。

とはいってもがぶがぶと大量に飲む必要はありません。あまり飲み過ぎてしまうのもよくないため、適度な量をとるようにしましょう。

吸収がわるいほうがいい？

食べる前にお水を飲むことでカロリーを抑えられるとお話ししました。実は太り過ぎてしまうメタボだとドライアイの状態もよくないと言われています。太っていると涙や油は十分に出そうなイメージがあります。しかし、全身の血の巡りがわるくなってまぶたが十分に血流を確保できなくなり冷たくなってしまいます。そうなるとマイボーム腺からの油が十分に出なくなってしまいます。

ではどうすればいいのでしょうか？

一つおすすめするのが吸収の緩やかな食事をとるということです。精米されたお米や食パンなど白くなっている食材というのは非常に消化吸収がいいです。お腹の調子がわるいときなどにはいいかもしれませんが、普段から消化吸収がよすぎるものばかりにすると太りやすくなってしまいます。

どういうことでしょうか？　食べてすぐに吸収されてしまうため、体の血糖値という栄養素が急激に上がってしまうのです。そうするとそのときは空腹が満たされますが、また血糖値が下がってお腹が空いてしまう、ということを繰り返すことになります。すると体は急に食べ物がなくなったときのために脂肪をしっかりと蓄えます。

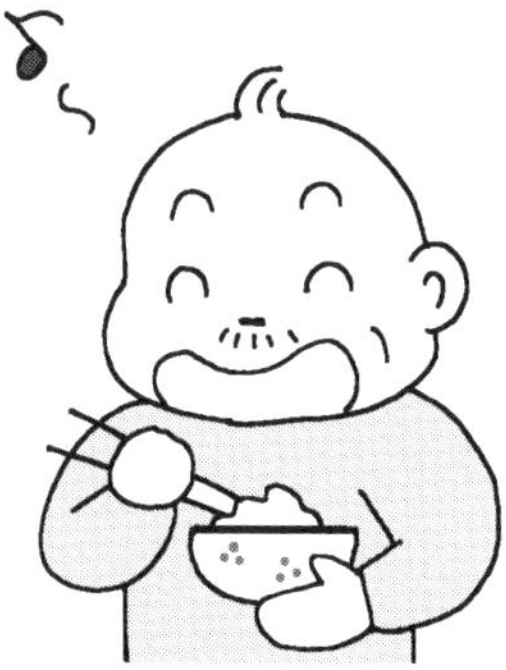
食事が体も目もつくる

太りやすくなってしまうので、例えば玄米やライ麦パンのように、多少消化吸収はわるいけれども栄養価が高くゆっくりと消化されるものもとっておいたほうがいいのです。同じように繊維質のものをとることも大切です。日本人の食物繊維の摂取量は減ってきています。繊維質のものもゆっくりと吸収されるので、急激な血糖上昇を起こしません。特に食事の前半に食べるようにすることです。ヒジキやサラダなどをまず食べておくと、その後の食事の吸収が緩やかになるのでいいのです。

一品だけをどんどん食べるよりはバランスよく食事をすることが大切なのです。食べるときによく噛んで食べることも大切です。よく噛めば、それだけゆっくりと吸収されるようになります。しかしよく噛むというのは、話としてはわかるのですがなかなか実践できません。昔の食事はそもそも硬かったので無理矢理よく噛むようになっていたのですが、今の食事は意識してよく噛まないといけません。

具体的には噛む回数を数えながら食事をしてみましょう。そうすると「意外と私は噛んでいないな」ということに気づくはずです。そして1回でも多く噛むように意識してみてください。そうすることで、ゆっくりと食事ができるようになります。

また、お腹いっぱいに食べる必要はありません。腹八分と昔から言うように、8割方お腹が満たされたな、という程度の食事にしておくことが大切です。

第五章

こうやって生活しなければ ドライアイはわるくなる

目薬をしても乾いてしまえば意味がない

ドライアイをよくするには普段の生活次第です。どんなにいい薬を使っていても生活がわるければドライアイはわるくなります。一方でお薬を使っていなくても生活改善すればドライアイは改善していきます。いわば「目の生活習慣病」なのです。

ドライアイにいい生活というと「加湿していればいい」と単純に考えてはいないでしょうか。加湿にもコツがありますし、湿度だけでなくてまばたき、暖房器具・姿勢・睡眠・メイク・体重・アレルギー・糖尿病・血流障害など、多くのことがかかわってきます。一つずつでいいからできることを改善するとよくなります。

加湿のコツを教えましょう。例えばお風呂から出た後に目が乾くように感じるということはないでしょうか？

お風呂場では湿度が極めて高いのにお風呂を出た後の湿度が極端に低いので、乾くと感じてしまうのです。ですからどこか一個だけ湿度を上げようというのではなくて、いつも湿度を上げるように気をつけておくことが必要です。加湿もほどほどで十分ですし加湿と乾燥を交互にし過ぎてしまうと症状を強く感じてしまうのです。そこでまずは湿度が下がり過ぎないためには普段どんな空調を使うのがいいかを考えましょう。暖房を使って加湿をするという単純なことではなくいい暖房とわるい暖房があります。

おすすめの空調はこれだ

いくら目薬をこまめにして目に潤いを与えても砂漠ではすぐに乾いてしまいます。潤いというのはあなた自身だけではなく環境に大きく影響されるものです。昔であれば日本家屋は木造で空気の出入りは障子からもしていました。木からも湿度が出ていました。けれども今は木造でもクロスをしっかりと張って、窓も閉め切って、すきま風も入りません。そのため湿度が低くなってしまうのです。ホテルに泊まったときに乾燥する感じと同じです。そして、昔は高級品であまり一般家庭にはなかったのですが今では一般的になったのがエアコンです。エアコンは特にドライアイによくありません。夏の時期に暑さを和らげるために湿度を減らすと楽になります。確かに暑さは楽になりますが、一方で目は乾燥してしまいます。除湿機能を使っていなくても冷房機能を使うだけでも空気は乾燥してしまうので、要注意です。また、扇風機だから大丈夫と思うかもしれませんが、強い風は目にダメージを与えてしまいます。ですから間接的に空気が当たるようにするしかありません。

暖房の季節となる冬場は、ただでさえ乾燥しているのにエアコンを使うとより乾燥してしまいます。実は暖房にはドライアイにいい暖房とわるい暖房があります。わるい暖房の代表がエアコンです。

50代の女性の方は冷え症もあり、冬場にはエアコンをよく使っていました。ドライアイがひどく目が乾いていました。目薬の治療だけでは難しく、エアコンを控えめにするか暖房器具を考え治すようにお話ししました。その方は石油ストーブを積極的に使うようになりました。自分では灯油を買うのが難しいので、旦那さんが定期的に灯油を買ってきてくれて今では快適に過ごせるようになりました。このように、暖房器具一つでドライアイはよくもわるくもなるのです。

ではどういう暖房器具がいいか確認してみましょう。

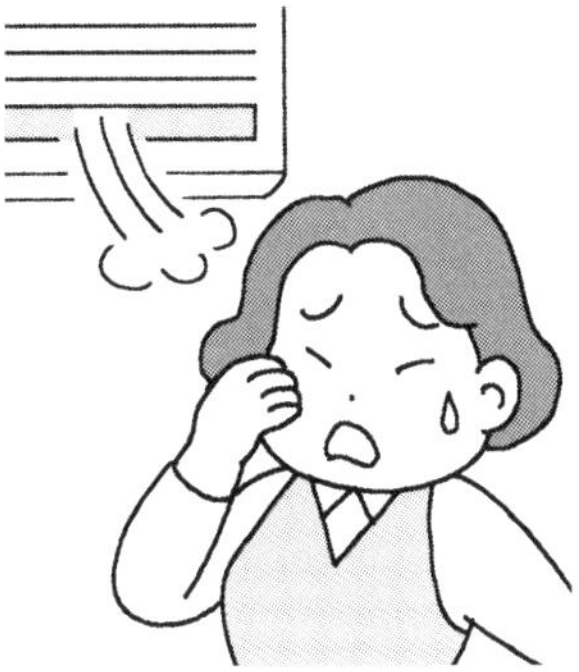

エアコンに注意

石油ストーブ＞オイルヒーター＞ホットカーペット＞エアコン

一番いいのは石油ストーブです。石油を燃やす石油ストーブはで二酸化炭素も発生させますが同時に水も作ってくれるため、湿度が保たれやすいからです。石油ストーブを使っていると窓ガラスに水滴がつくこともありますが、エアコンのほうが水滴はつきにくいです。ただ、石油ストーブで注意が必要なのが換気です。定期的に換気しないと空気がわるくなってしまいます。定期的に窓を開けて、いい空気を入れましょう。オイルヒーターも効果的です。輻射熱《ふくしゃねつ》といって間接的に暖めてくれます。ただし間に遮るものがあるとオイルヒーターの効果が落ちてしまいます。そしてホットカーペットや床暖房などです。これも空気自体の乾燥はさほどないのですが、直接肌が触れて水分を持っていかれることがあるので注意が必要です。

加湿器の使い方・加湿器がない場合

加湿器を使う場合に考えておきたいのは、特定の部屋だけを加湿するというよりは過ごしている環境（家）を加湿するということです。洋服や靴など加湿したくないものがある場所は仕方がないですが、廊下なども加湿できるようにドアを開けておいたほうがいいです。そして一番の注意点は「加湿器についている湿度計は信頼しない」ということです。加湿器についている湿度計には精度が低いものもあります。また、低い位置に設置されているので高い位置の湿度は低い、ということがあります。湿度計は床の近くの低い位置に置いていると、湿度が高めに表示されます。一方で、机の上や壁など床から離れた高い場所に設置してあると湿度が低く表示されます。同じ部屋でも高さによって湿度が変わるのです。今、私やあなたにとって重要な湿度は目の湿度です。そのため、高い位置の湿度を上げることが大切なのです。それなのに加湿器についている湿度計を見てしまうと「目のところの湿度は低いけれども、加湿器周りの湿度が高い」というところで満足してしまいます。注意をしましょう。

ちなみに湿度はどれくらいがよいのでしょうか？

厚生労働省の建築物環境衛生管理基準によると40～70％とされています。とはいってもドライアイがあるのなら60％程度をめどにしておくほうがいいです。

加湿器がない場合もあるでしょう。例えばホテルや職場などです。その場合はいくつかの対処法があります。一番効果的なのはぬれたタオルを干しておくという方法です。タオルから湿度が補充されていきます。そしてタオルが乾いていくと「こんなに乾いているのだな」というのを実感することができます。職場でタオルをかけるのはなかなか難しいこともあります。そういうときは、コップ1杯の水を置いておくことです。その水も蒸発して湿度を保とうとしてくれます。

あなたの姿勢がドライアイをわるくする

姿勢がわるいとドライアイもわるくしやすいです。

テレビ・パソコン・スマホを見るとき、どうしているでしょうか？　本を読んでいるときどういう姿勢でしょうか？

背筋を伸ばして見ていると、パソコンやスマホからの距離も離れるので目へのダメージは少なくなります。猫背だと下向きにモニターを見ていると思うかもしれませんが、そうでもありません。猫背で顎を突き出してものを見ていることが多いのです。そうすると首にも負担がかかりますし目にも負担がかかります。

一方で寝っ転がってパソコンやスマホを見ているとさらに要注意です。目というのは、上目遣いになれば大きく見開きます。魅力的に見えるから見上げるほうがいいと言われていますが、これは目が大きく見えるということからきています。実際に面積で言うと、上から見るより下から見上げたほうが倍の面積があります。ということは、それだけ目も乾きやすくなってしまうのです。テレビ・パソコン・スマホを見るときに寝っ転がりながら見ると、どうしても見上げるような体勢になってしまいます。そ

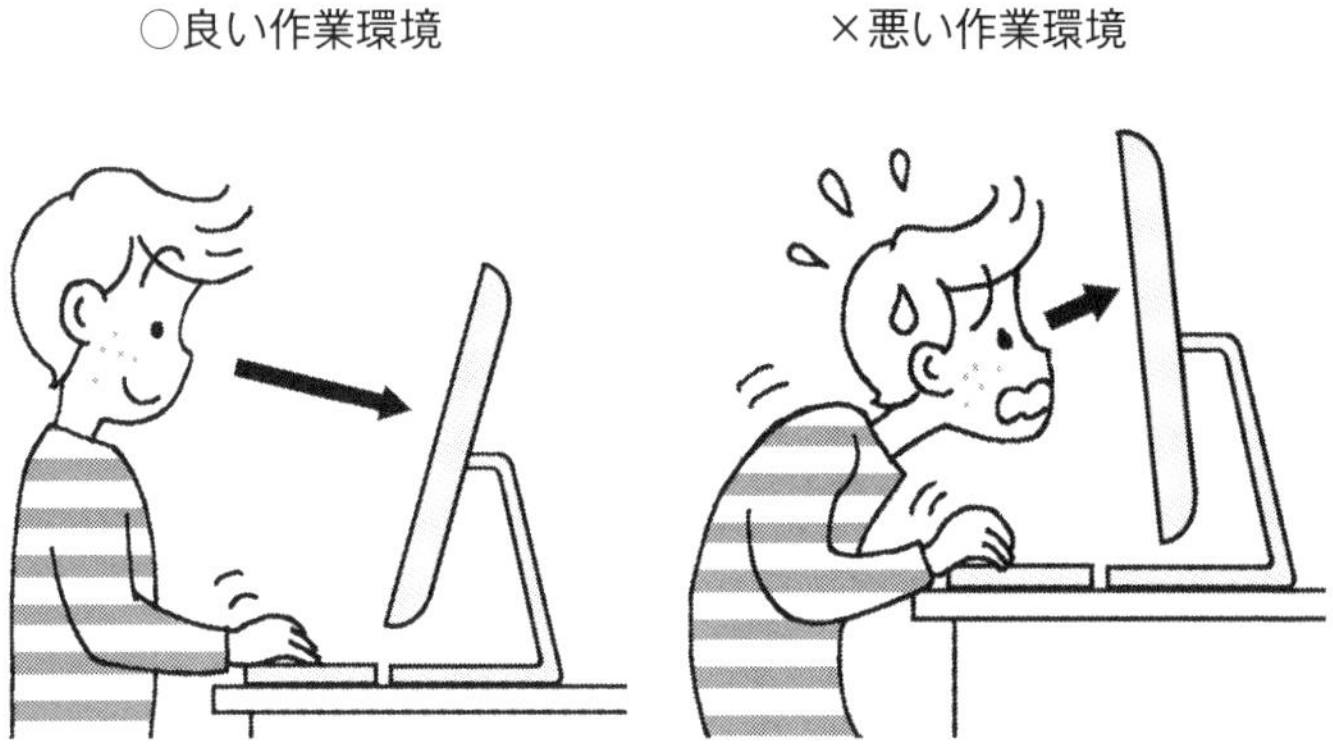

うすると目は乾きやすくなってしまいます。寝っ転がったり目線がわるいのはパソコン・スマホだけではなく本だってそうです。本を読むときにどうやって見ているかも考えましょう。

ではどういう視線・目線がいいのでしょうか？

まずは背筋をピンと伸ばすつもりでいましょう。そして一番は目線の高さとモニターの高さを一緒くらいにすることです。できればモニターが下[10]側だとより効果的です。まぶたを上げる量が少なくて済めばそれだけ目は乾きにくくなります。目線より下にすればさらに乾きにくくなるのです。このように目線と同じか目線より下にモニターを置くということに気をつけるだけで、普段のパソコン作業による目の渇きは一段と減ります。

最初はなかなか難しいと思います。実は姿勢がわるいとドライアイになりやすいですが、一方でドライアイだと姿勢がわるくなりやすい、という悪循環があるのです。ドライアイだとどうしてもパソコンもテレビも見にくくなってしまいます。そのため腰を曲げたり体勢を変えてみようとしているのです。結果としてドライアイが悪化してしまうのです。

ドライアイをよくするパソコン・スマホの使い方、本の読み方

ドライアイになった大きな原因としてパソコンやスマホがあります。[11] 実際にパソコンを多く使うオフィスワーカーの60〜77%がドライアイであると言われています。とはいってもパソコンやスマホを使わないというのも難しいです。そのため、使わない

のではなく正しい使い方を知ることが大切です。

40代の男性の方は仕事の関係上どうしてもパソコンを使わざるを得ない状況でした。しかしドライアイがひどく疲れてしまいます。仕事も忙しく帰りは終電近くになることも多い。帰りもスマホを見ながら帰っているという生活でした。そこで、スマホから目を離すようにして、パソコンの使用時も注意点をお話しして対処してもらうようにしました。すると、治療法はこれまで通り同じ目薬をさしていましたが症状がどんどんよくなってきたのです。疲れもあまり感じなくなってきました。

まずパソコンやスマホの問題点としては「発光しているものを見ている」ということです。電球を直接見たらまぶしいし目が乾きやすい。それが弱くなったのがパソコンやスマホなのです。昔から人間というのは光るものを見るようにはできていません。ですから光るものを見るのは目に大きな負担になるのです。本の場合は発光していないので目へのダメージが少なくなります。

そして光は距離によってダメージが違います。距離が近くなればなるほどダメージは強くなるのです。具体的にはダメージは距離の二乗に反比例すると言われています。パソコンよりスマホのほうが近いのでダメージが大きいです。パソコンよりもスマホのほうが画面は小さいです。そのためスマホの場合は文字が小さいのでつい近くで見たくなります。またパソコンを動かすのは大変ですがスマホを動かすのは簡単です。手元に持ってきて見たくなるのです。具体的にはスマホから40センチくらいの距離をとりましょう。そのように意識することで目のダメージを防ぐことができます。本の場合はスマホなどよりは距離がとれるようになっていますが、ちょっと距離をとったほうが目にはいいです。

パソコンやスマホの場合はブルーライトといって青色の光が目にダメージをきたします。だからこそブルーライトをカットするシートを画面に貼ったりメガネをかけたりすることは一つの予防策となります。

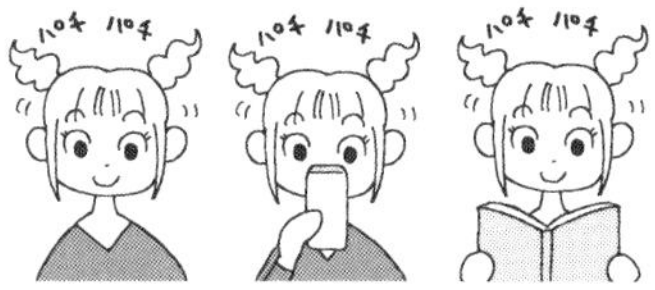

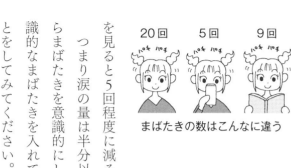

まばたきの数はこんなに違う

また、パソコン・スマホを使うと人間はまばたきが少なくなってしまいます。人間はまばたきをするときに涙を分泌しています。まばたきが少なくなればなるほど、涙の分泌量は減ってしまうのです。[12]具体的には普通にしていると1分間に20回ぐらいまばたきするものが、本を読むときで9回程度に、パソコンやスマホを見ると5回程度に減ると言われています。

つまり涙の量は半分以下になるようなものです。目が乾いて当然でしょう。ですからまばたきを意識的にして目を乾かさないようにしましょう。具体的には、たまに意識的なまばたきを入れてあげ、パソコン作業中・本を読むときに目を閉じるということをしてみてください。パームアイで休むのもよいです。

テレビを見るときは比較的距離があるのでさほど目が乾くことは多くないです。ただし長時間見続けてしまえば、まばたきは少なくなり目は乾きやすくなってしまうので注意が必要です。このように人工の光以外には紫外線も要注意です。紫外線を多く浴びる人のほうがドライアイはわるくなります。サングラスをかけたり、つばの大きい帽子をかぶるなどして紫外線を避けることも大切です。光といえばすぐわかりますがそれ以外にも寝方までドライアイには関係してきます。

寝方一つでドライアイはよくなる

ドライアイは睡眠によってもよくもわるくもなります。睡眠不足や徹夜明けだと目が乾いて充血してしまうという経験はないでしょうか？

ドライアイには適切な睡眠をとることが大切です。できれば7時間以上の睡眠をとりたいものです。また睡眠をとるときに気をつけたいことがあります。一つは寝る前にスマホを見ないということです。人間は、朝や夜という判断は光でしています。太陽が昇って沈んだ後は火を起こすことはあってもそれを見続けることはなく、「暗い」＝「夜」、「明るい」＝「朝・昼」と判断してきました。それは何万年もかけて体にしみついてきたものなのです。一方で寝る寸前にスマホを見てしまうとどうなるでしょうか？　スマホの光はブルーライトという光を含んでおり、人間の脳に「朝だ」という信号を送ります。目からの距離も近いので刺激が強い。そうなると人間の脳は「朝だ」と勘違いします。この朝か夜かというのは体の中にある[13]メラトニンというホルモンで調整しています。寝る時間になるとメラトニンが十分に分泌されてよく眠れるようになります。一方でメラトニンが不十分だと寝つきがわるく、眠れたとしても夜中に起きてしまうことがあります。朝になって起きようとしても体がだるくてなかなか起きられません。

二つ目は、なるべく寝る環境を暗くするということです。明るいところで寝てしまうと光の刺激が寝ているときも入ってくるので、十分な睡眠がとれません。夜トイレに行くときのことなどを考えて、夜怖いからという理由で明かりをつけたいときも、なるべく間接照明にしましょう。あなたの目に光が入らないようにしてほしいのです。どうしても明るいところで寝なければいけない場合はアイマスクをするといいでしょう。先ほどの寝る前のスマホと同じように、寝ている環境をしっかり夜だと脳に認識させることが必要だからです。

最後に、いびきをかき過ぎてしまう人などは横向きに寝ることです。顎がしっかりしていない人や太っている方の場合は、寝ているときに顎が下がってしまい空気の通り道をふさいでしまいます。いびきの原因となったり、睡眠の質の低下をきたしたりします。そのため顎が下がっても大丈夫なように横向きに寝るというのも効果的です。

さらにおすすめなのは睡眠前と睡眠後の目薬です。寝ているときはまぶたを閉じているから目は乾かないと思っていないでしょうか？　確かに寝ているときはまぶたを閉じています。けれども寝ているときはまばたきをしません。涙の分泌がほとんどないのです。そこで、睡眠前と後に目薬を使うと効果的なのです。

ドライアイをよくするメイク・わるくするメイク

メイクもドライアイをわるくするものです。ある60代の女性は毎日きれいにお化粧をしていました。ドライアイの症状も強く、目がゴロゴロし、なんとなくの違和感を感じていました。目薬もしていたのですがそれだけではなかなか治りません。そこで言いにくいのですが正直に言いました。「ちょっとメイクが目に入っているのでどうにか対処できないでしょうか？」と。その人はそんな言葉にも快く応じてくださり、以降診察のときに目にメイクが入ってしまったり間違ったメイクで目をわるくすることはなくなってきました。違和感やゴロゴロする感じが改善してきたのです。なかなか医師も診察の現場で「あなたのメイクが問題だ」とは言いづらいものです。

ではどういうメイクがわるいのでしょうか？　そしてドライアイにいいメイクとはどういうものでしょうか？

ドライアイにわるいメイクとは、目の油の出口をふさいでしまうメイクです。とくにアイライナーを引くときに目の際ぎりぎりに引き過ぎてしまってマイボーム腺という油の腺を閉じてしまうことがあります。こうすると油の分泌がわるくなり目は乾いてしまいます。それだけでなく、油でメイクは溶けるのでパンダ目にもなりやすくメイクも崩れやすいということがあります。ではどうすればいいかというと、せめて目の際から3ミリくらいは離してアイライナーを引くという方法がいいのです。

また意外と多いのはファンデーションが目に入ってしまっていることです。自分では目に入らないように気をつけているつもりでも、目の上にファンデーションをつけ過ぎてしまい、それが落ちてきて目の中に入ってしまっていることも多いです。特に目の上まぶたはつけ過ぎないように気をつけましょう。

メイクを落とすときも大切です。[14] メイク落としの刺激が強いものを使っているとまぶたや目が荒れてしまいます。かぶれるほどではなくても炎症が続いていく。そうなると炎症により涙の質がわるくなって乾きます。

まぶたをきれいにしておかないと、まつげのところにダニが発生することが多いです。特に女性でメイクをしている場合は、メイクが落とし切れていなくてそのメイクを餌にしてダニが発生するのです。ダニが発生するとまぶたは軽い炎症を起こしてまつげが抜けやすくなり、ドライアイもひどくなります。

「私にはダニはいない」と思うかもしれませんが、まつげのダニは意外と多く、[15] 10人に1人はダニがいると言われています。ですからしっかりとケアしていくことが大切です。そこで大切なのが「目の際シャンプー」です（63頁参照）。「目の際シャンプー」をしてまぶたをきれいにしておきましょう。

アレルギー・リウマチとドライアイ

ドライアイは体の病気にも大きくかかわってきますが、特にアレルギーとドライアイは密接にかかわっています。アレルギーになるとまぶたに炎症が出ます。すると炎症により涙の質がわるくなってしまうのです。そのため涙が目を守ってくれず、アレルギー物質が目に入りやすくなりアレルギーがわるくなってしまう、という関係にあります。

だからアレルギーを持っている場合はアレルギーの治療や対処もしたほうがいいで

す。花粉によるアレルギーであれば、なるべく花粉が目に入らないようにします。猫や犬アレルギーがある場合は近づかないようにしましょう。ハウスダストやカビに対するアレルギーがある場合は家をきれいにしておくことが大切です。とはいっても「私はたくさんアレルギーがある」「アレルギーの種類がわからない」ということもあると思います。まずは最も対処しやすい花粉として目に入れないように防護をすること、家の清掃をこまめにしておくことように気をつけたほうがいいです。家に入ってきたら花粉もホコリもダニも関係ないと思うかもしれませんが、家の中で待っている物質によって調子がわるくなることが多いです。

アレルギー物質の仲間として[16]タバコもよくありません。タバコを吸っているとドライアイはわるくなると考えましょう。

またリウマチ・膠原病《こうげんびょう》という体を攻撃する因子を持っている場合も注意が必要です。アレルギーと同じように体を攻撃してしまう病気なので、同じように炎症を起こしてしまうのです。どんなに目だけをよくしようとしてもリウマチなどの状態がわるいとドライアイが悪化してしまうことが多いです。涙の分泌腺がわるくなってしまう、シェーグレン症候群というとても治りにくいドライアイです。ですからリウマチや膠原病がある場合はぜひ医師に言って精密検査を受けておきましょう。

ドライアイは血流で決まる

体重もドライアイにかかわることがわかっています。特に体重[17]が多過ぎるとドライアイになりやすいのです。体重があると油っぽいから涙も出そうに思うものです。けれども体重が多過ぎると脂肪細胞によりさまざまなところで炎症反応が起きてしまいます。特にまぶたなど目の表面が炎症を起こしてしまいます。

そのため体重を適正に保つことが大切です。ではやせていればいいのかというと、やせ過ぎてしまっても血流がわるくなり結果としてドライアイもわるくなります。

　ドライアイは現代病と言える病気ですが血流の悪化は大きい原因です。そのため血流をよくするために生活を整えていくことが大切です。また脳梗塞や、神経に何らかの障害があるとドライアイになりやすいです。例えば顔面神経麻痺のようになるとまばたきが少なくなってドライアイがひどくなるということがあります。目だけではなく全身から整えていくということが必要になるのです。

　ドライアイだけ治してくれればいいから脳梗塞や顔面神経麻痺なんて関係ない、糖尿病なんて関係ないと思うかもしれませんが、関係あるのです。糖尿病だと黒目（角膜）の神経が弱くなり、ちょっとした傷に気づきにくくなります。結果としてダメージを受けて見にくくなってしまうのです。血流を整える意味でも糖尿病でも血糖値を適正に保つことが必要になります。運動は効果的です。適度な[18]運動習慣がドライアイによいこともわかっています。

気持ち次第でドライアイはわるくなる

ドライアイになると気持ちが落ち込みますが、気持ちが落ち込んでもドライアイになりやすいということがあります。どちらが先というわけではないのですが関連するものです。気持ちが落ち込んでしまうと外に出るのもおっくうになってしまいます。そうなると自然環境で目を休めることもできなくなってしまいます。また、うつのお薬やなかなか眠れなくて飲む睡眠薬はドライアイを引き起こしてしまう物があるとわかっています。もしあなたがドライアイがあってこれらのお薬を飲んでいる場合は、「薬と目は関係する」ということを知っておいてほしいのです。ですが薬をいきなりやめないでください。薬を処方してくれた医師との相談が必要です。[19]

ある方はドライアイの原因としてうつの薬が関係することを知り、いきなり薬をやめてしまいました。けれども気持ち的に落ち込んでしまいました。そのため、目薬をさしたり日常生活を改善する気力もわかず、どんどんドライアイがわるくなったのです。眼科に受診に来ましたが、何よりもまずはちゃんと相談して、うつ病の飲み薬はしっかり飲んでもらうこととなりました。目をよくする対処を行い治療していく中で、自然と薬が減っていったのです。つまり、ドライアイと気持ちの落ち込みは関係しますし、薬も関係しますが、いきなり何かをよくするのではなく少しずつ着実に治していくことのほうが大切なのです。

第六章

医者が教えたがらない
ドライアイ用メガネとコンタクト

ドライアイのときメガネはどうすべき？

メガネやコンタクトレンズはまさに目に関係するものです。うまく使えれば目を守ってくれます。一方で間違った使い方をすれば目を傷つけてむしろわるくしてしまいます。特にドライアイにいいメガネやコンタクトというのは、眼科などでも紹介されないことが多いです。そのため自分で知って対処していくしかないのです。

ドライアイの場合、メガネはどうすればいいのでしょうか？　メガネというのは伊達メガネであれ目を守ってくれるものです。安く済ませたいときは、１００円ショップで売っている伊達メガネでもいいから買うとよいです。なぜこれがいいかというと、風やほこりなどから目を守ってくれますし、かけるだけで意外と保湿効果もあります。ですから、メガネを使うということは効果的なのです。ドライアイ用のメガネというのもあり、症状がひどい場合はそのメガネを使うほうがいいです。

まずは普通のメガネの選び方をお話ししましょう。メガネを疲れることなく使うためには度数も合わせるべきでしょう。また、普段コンタクトをしている人の場合、コンタクトと一緒に絶対に自分に合ったメガネを一個持っておくべきです。なぜなら、コンタクトというのはどんなに性能がいいものでも、裸眼にメガネをかけるよりはドライアイにわるいからです。では、メガネ屋さんで合わせたときはばっちりよく見えていたのに、なぜなかなかメガネが合わないのでしょうか？

メガネ屋さんにはいいメガネ屋さんもあればそうでないところもあります。そしてお客さんに喜んでもらいたいという気持ちが強過ぎて、「度数のきついメガネ」を販売することが多いです。そうするとメガネを買ってかけた瞬間はよく見えるので満足します。けれども長期的に使うと疲れ、頭痛がしてしまいます。あなたとしてはなかなかメガネが合わない気がするのです。そこで、眼科でメガネの度数を合わせたうえで処方箋を持ってメガネ屋さんに行くというのがおすすめです。

さらに効果的なのはドライアイ用のメガネです。ドライアイ用のメガネは目の周りの保湿をしてくれるメガネです。加湿器を使っているから湿度は大丈夫と思うかもしれませんが、加湿していても部屋全体がうまく加湿されていなかったり、特定の部屋だけが加湿されていることもあります。ドライアイ用のメガネを使えば少なくとも目の周りは加湿できるので安心です。特徴として、目の周りを覆って目を守ってくれます。空調などによる風邪のダメージからも守ってくれますし、家の中に舞うホコリやダニ・花粉からも目を守ってくれます。ちょっと変わったメガネなので見た目が気になる場合はおうちだけで使いましょう。

JINS Moisture®などは湿度を保ちやすくて便利なメガネです。このようにメガネの周りに水分を満たして加湿をしてくれるものがよいです。またブルーライトをカットするメガネも効果的です。青色の光自体は目に対するダメージを与えやすいので、それを軽減するだけで疲れにくくなります。目に対するダメージも抑えられます。

これだけ効果的なメガネなのですが、一方でコンタクトレンズをしているほうが乾かない気がする、メガネのほうが乾燥を感じる、ということはないでしょうか？　実際に20代の女性の方は、コンタクトレンズのほうがしっとりしていてメガネのほうが乾くと言って、メガネを使わずにコンタクトレンズばかりで過ごしていました。そのため、目は傷つきドライアイはちっともよくなりませんでした。コンタクトレンズをやめてメガネにすると、最初は乾くと感じていたのが次第に軽減し、ドライアイが改善しました。私もドライアイですが、実際にメガネよりはコンタクトレンズのほうがしっとりと感じることがあります。「メガネのほうが乾く気がする」というのは、なぜでしょうか？

目の表面の渇きを大きく感じるのは黒目の部分です。乾燥してくると目の表面に涙がなくなり、小さい傷がついてそれを自覚します。痛いというほどではなく「乾いているな」という程度の自覚です。一方、コンタクトレンズがあると黒目の表面にコンタクトレンズがあります。乾燥して小さい傷ができても絆創膏を貼っているかのように自覚しにくいのです。バンデージ効果といいます。傷があるとき、絆創膏をしているほうが風も当たらず痛みも出ないという経験があると思います。それと同じです。

ただ絆創膏と違う点として、絆創膏は傷の治りをよくしてくれますがコンタクトレンズは傷をさらにわるくしてしまいます。そして、コンタクトレンズがある分、目に水はたまることができません。そうすれば自然と水分量は減ってくるのです。またコンタクトにより目がこすれて傷になってしまうということも起こります。ですから「外したら乾く気がするから」といってコンタクトレンズをつけておくと、確かにそのときは多少楽かもしれませんが根本的な解決にはなりません。お気持ちはわかりますが、結果としてドライアイをよくする方法をぜひとってほしいのです。お家に帰ったらさっさとコンタクトレンズを外すようにしましょう。

ドライアイにいいコンタクト・わるいコンタクト

コンタクトも選ぶときは注意が必要です。ちなみにコンタクトレンズはハードコンタクトレンズといって硬いレンズと、ソフトコンタクトレンズという柔らかい素材があります。今はソフトコンタクトレンズが主流になっています。

ではソフトとハードのどちらがよいのでしょうか？

昔は「絶対にハードがいい」と言われていました。ソフトコンタクトの性能がわるかったからです。そのうえ、ソフトコンタクトをつけた状態で使える目薬というのが少なかったというのもあります。今ではソフトコンタクトレンズの性能が上がってきました。また目薬の種類もたくさん出てきてコンタクトの上から使える目薬がたくさん出てきました。ですから今ではどちらを選択することもできます。

ソフトコンタクトでは長く使えるもの、2週間タイプ、1日使い捨てとありますがどれがいいのでしょうか？

おすすめしているのは1日使い捨てのほうです。もちろん状況によりそのほかのほうがいいこともあるのですが、これには理由があります。ドライアイのときに目に汚れやゴミが入ると余計に目の調子がわるくなります。それが花粉などでもです。2週間タイプのコンタクトレンズや年単位で使えるコンタクトの場合は、洗浄して花粉や汚れを落としてもらいます。けれどもいくらきれいにしているつもりでも汚れが残ってしまうことがあるのです。そうすると、残った汚れから目に炎症が起こり、ドライアイをわるくしてしまいます。特に一つのボトルで洗浄と保存ができるものが現在は販売されています。けれども一つのボトルの洗浄液はすべての菌に対抗できるわけではないのです。しっかりとこすり洗いをしておかないと菌が繁殖します。

ある30代の女性の方は、黒目（角膜）に菌が入ってしまい、入院治療を必要とするぐらいにわるくなってしまいました。毎日コンタクトレンズを使っていたけれども取り扱いがひどいという感じでもありません。毎日コンタクトをきれいにしていました。しかし、目にばい菌が入ってしまったのです。しっかりと毎日洗浄液につけてこすり洗いまでしていたというのです。どうしてでしょうか？

その人のコンタクトレンズケースを見てみるとわかりました。ずっと同じものを使っていたのです。コンタクトレンズケースを培養といってばい菌の検査をしてみるとびっしりと菌が生えていたのです。このように長く使うコンタクトや2週間のコンタクトを使う場合は、ケースを1カ月に1回は新しいものに替える必要があります。

最近は安売りのコンタクトとそうでないコンタクトがありますが、やはり高いほうがいいのでしょうか？

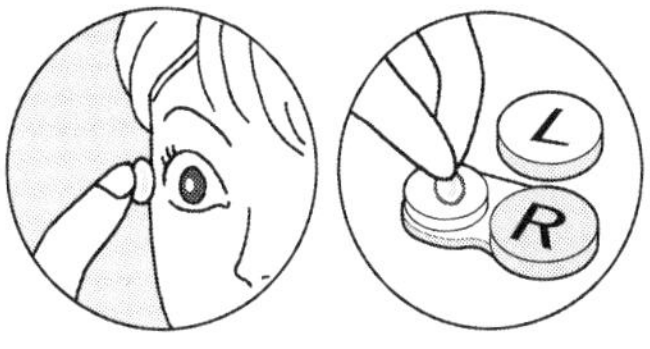

コンタクトはケースにも注意

同じ商品であれば安いに越したことはありません。

しかし、聞いたことのないメーカーで安いものというのはよく注意してください。見た目は同じように見えても性能が低いということが多いです。見え方としては問題なくても目の渇きや目のダメージを引き起こしやすくなるのです。では、何を指標にいいコンタクトとそうでないコンタクトを見分ければいいのでしょうか？

正確には「酸素透過係数」というのがあります。

酸素透過係数とはコンタクトが酸素をどれぐらい通してくれるかという値のことです。酸素を通してくれないと黒目に酸素が行かなくなり、目がダメージを負いやすくなってしまいます。ですから酸素透過係数は高いほうがいいのです。とはいっても酸素透過係数を見比べるというのは難しいものです。コンタクトレンズ屋さんでも「そのお店に都合がいい商品をすすめる」傾向があります。

そして広告やコンタクトレンズの箱に「うるおいを出す」かのように書いてあるものがたくさんあります。けれどもそんなものにはだまされないでください。うるおいを出すだの出さないだのというのは、各コンタクトレンズ会社が自社の従来品と比較して言っていることが多いです。ですから「以前の商品と比較すると確かに潤いを出しやすい。けれども他社のものと比較するとあまり目を潤してくれない」というコンタクトは非常に多いです。では何を基準に選べばいいのでしょうか?

それは素材で決めるという方法です。どんなに暖かく作ったといっても、布だけで作ったコートがダウンコートより暖かくなることは難しいです。このように素材の違いというのはパッと見てもわかりますし、それが性能の多くを決めてしまうのです。

特に昔に比べてコンタクトは素材が大きく変わっています。シリコン(シリコンラバー)、アクリル(ブチルアクリレート)やHMAなどいろいろな素材があります。長くコンタクトを使っていた方の場合は「昔と同じようなレンズ」として昔と同じ種類のものを使っているかもしれません。けれども昔のポリ-2-ヒドロキシエチルメタクリレート(P-HEMA)の素材より最近のシリコンハイドロゲル素材の性能がはるかにいいです。シリコンはもともとハードコンタクトレンズに使用される素材で、高い酸素の透過性を実現できる半面、硬いのでまぶたや目を傷つけてしまい逆にドライアイを悪化させることもありました。ですがこのシリコンハイドロゲル素材はシリコンなのに柔らかいので、最近のコンタクトレンズはどんどんドライアイによくなってきています。具体的に酸素透過率で言うと、昔の素材だと2桁であったものが現在は3桁になっているほどに違うのです。ですからあなたの場合は最新素材のほうがより目にいいと言えるでしょう。

コンタクトのつけ外しはメイクの前・後、いつやっているでしょうか？　コンタクトをつけるときはメイクをする前にコンタクトをつけましょう。メイクをしてからコンタクトをつけると手にメイクのかすがついてしまっており、それが目に入ってしまうことがよくあります。ですから先にコンタクトです。家に帰ってきてメイクを落とすときはその前にコンタクトを外しましょう。手をきれいにしてまずコンタクトを外しましょう。欲を言えば帰りの途中でコンタクトを外してしまって、早めにコンタクトから解放される時間をとるようにしてもらうほうがよりよいです。コンタクトを先に外す理由は、メイク落としなどが手についていると目に入ってしまうからです。

「でも私は視力がわるくてコンタクトをつけていないとメイクが落とせない」という方もいるかもしれません。それなら先にメイクを落としてもいいですが、しっかりと手をきれいにしてからコンタクトを外すようにしましょう。メイク落としというのはかなり強い成分です。水も油も流れ落ちてしまいます。つまり目の表面の油をもっていってしまうのでドライアイをわるくしてしまうのです。

レーシックはする？　しない？

ドライアイがある場合はメガネのほうがいいのは確かですが、メガネをしたくない。ではレーシックにしたほうがいいのか？　コンタクトにしたほうがいいのか？　というのは悩むところです。レーシックというのは黒目を削ることで度数を変えて近視などを治す手術です。レーシックの後にドライアイを感じるという人は多いです。レーシック手術後のドライアイは一時的であると言われています。とはいっても実際はそんな理論通りにはいかず、一時的だと言われていたけれどもずっとドライアイに悩まされ続けている人もいます。

なぜレーシック手術後はドライアイを感じやすいのでしょうか？

黒目というのは涙に大きく影響を受けています。黒目が不整になると涙は一面に目の表面に張りにくくなり渇きを強く感じます。あるいは目を切ったというダメージによって渇きが強くなることもあります。このようにかなり強く渇きに影響してしまうのがレーシックなのです。

レーシックの手術後となると治療も苦慮することが多いです。レーシックを受けた施設ではなかなかよくしてくれないということもあります。ドライアイの専門施設などで相談するというのも一つの方法です。

そしてすでにドライアイの人はレーシック治療を受けるとドライアイがひどくなる

可能性がある、という事実を知っておいてもらいたいのです。コンタクトをしている人の場合は「ドライアイがあってコンタクトをしにくいからレーシックに」と考えてしまうことがあります。けれどもコンタクトは外せば終わりですがレーシックは一度したら取り返しがつきません。一方で意外と調子がよくてレーシックでドライアイが悪化せずに経過がいい人がいます。「レーシックをしてよかったな」と思えます。どちらに転ぶかはやってみないとわかりません。よく考えて選択をしたほうがいいです。

第七章

医者が教えたがらない
ドライアイ市販薬の選び方・使い方

ドライアイにおすすめの市販薬

医療用のお薬のほうが効果が高いし副作用もコントロールされています。だから医者は何でも病院に来なければいけないと言います。けれども眼科に行けない、眼科に行くほどではない、というときは市販薬を試してみるのも一つの手です。ではどういう市販薬がいいでしょうか？　ポイントは次の四つです。

・成分はシンプルに
・細かく使えて、安価なもの
・できれば保湿作用がある
・防腐剤なし

○成分はシンプルに

まずやめたほうがいいのは抗菌薬やほかの作用があるお薬です。あくまでも目薬で涙を保つので余計な成分は入っていないほうがよいです。目薬を買うときは「ついでに疲れ目成分も入っているといいかも」「ついでに充血もとれるといいかな」と欲張ってしまいがちですが、欲張るとあまりよいことがありません。

40代の女性の方は充血がとれないと言って受診に来ました。「目薬をさしても充血がとれない」というのです。そこでさしていた目薬を確認してみました。充血をとる成分が確かに入っています。ですが、実はこれが逆効果だったのです。充血をとる目薬は一時的に充血をとりますが、副作用も出てしまいます。むしろ逆に充血しやすくなってしまうのです。充血をとる成分のお薬に体が慣れてリバウンドしてしまうのです。まずは充血をとる目薬をやめてもらいました。残念ながらこのリバウンドがとれるにはかなりの時間を要しました。半年以上の期間を経て少しずつその方の充血はとれて、ドライアイもよくなってきました。

余計な成分は副作用のもととなったり目に余計な刺激を与えてしまうということが

あります。つまりは目を潤すという目的以外の目薬にしないことです。「充血もするからついでに充血もとれるものを」「かゆみもあるからついでにアレルギーを抑える作用があるものを」というようにするのはおすすめできません。あくまでシンプルがいいのです。

○細かく使えて、安価なもの

目の乾きを潤すためには細かく目薬を使いたいものです。そこであまり高額な目薬はおすすめしません。それよりも安くてどんどん使える目薬を使ってください。私は多くの新聞や雑誌・テレビなどで取材を受けることがあるのですが、記者の方などから「私はこういう目薬を使っている」と言って使っている目薬を見せて意見を求められることが多いです。ご自慢の高い目薬を使っていることが多いのですが、「いつ目薬は開けました？」と言うと「えっと、3カ月前ぐらいからですね」と答えるのです。目薬は開けたら1カ月以内に使ってくださいと言うとびっくりされます。そして点眼ビンにある使用期限を指さして「もっと使えると書いてありますよ」と言われるのです。

目薬はペットボトルのお水と同じで保存された液体です。封を開けなければ雑菌が入らないので数年持つものが多いです。ペットボトルのお水もそうですね。けれども封を開けて飲んだペットボトルのお水を3カ月後も飲むと考えたらどうでしょうか？私はとても飲む気にはなれません。目薬は水分が少ないのでそういう意識が少ないのですが全く同じことです。ですから一番わるいのは、目薬を1回使ってからずっと鞄の中になど入れておいて使い続けるという方法です。

目薬には使用期限が書いてあります。しかしその期限は「封を開けなければ持つ日数」です。例えば2025年10月19日と書いてあったとしても、目薬を今日開ければ、その日から1カ月程度しか持ちません。詳しくは目薬の箱に入っている添付文書に書いてあります。

○保湿作用

ドライアイに対する目薬ですから保湿作用を持ちたいです。ではどういう成分に保湿作用があるのでしょうか？

ヒアルロン酸と油分になります。ヒアルロン酸というのは化粧水などにも使われていてなじみがあるかもしれません。水分を保持してくれる成分です。実際に医療用の目薬のなかにもヒアルロン酸が含まれているものがあります。油分というのは目薬の乾きを抑えてくれるものです。ですから油分があると保湿効果が大きくなるのです。

実は市販薬の中にもヒアルロン酸や油分を含んだものがあります。もちろん医療用ほどのものではないですが、入っているほうが効果的です。でも薬局に行くと「結局どれがいいかわからない」と思わないでしょうか？　眼科医でさえ薬局に行って目薬を見ても、どれがいいのかわるいのかは箱の成分表とにらめっこしないとわかりません。非常に時間がかかる作業です。

点眼リスト

防腐剤無添加の代表的な市販薬

ソフトサンティア（参天）	10日使い切り
ロートソフトワン（ロート）	10日使い切り
アイリスCL-1ネオ（大正製薬）	1個1個使い切り
ティアーレ（オフティクス）	1個1個使い切り
ノアールワンティアα（佐藤製薬）	1個1個使い切り
その他多数	

○防腐剤はなし

防腐剤というのは非常に便利です。目薬を腐りにくくしてくれます。そのため防腐剤が入っている目薬の場合は開封後1カ月程度使えることが多いです。しかし防腐剤が入っていない目薬の場合は当日しか使えないものや長くても10日程度しか使えません。

しかし、防腐剤はできれば入っていないほういいのです。防腐剤によって炎症を引き起こして傷を作ってしまいます。黒目に傷がついてドライアイと同じような症状を引き起こしてしまうこともあります。特にいいのは一回一回使いきりの目薬です。目薬をしたら捨てなければいけないということがありますが、防腐剤を使わなくて済むのでとても目に優しいです。特にコンタクトをよく使う人の場合は防腐剤が使われていない目薬にしなければいけません。コンタクトの上から目薬をさすと防腐剤がコンタクトについてしまいレンズの透明度に影響を与えてしまうからです。防腐剤が含まれていない目薬というのもなかなかわかりにくいものです。そこで仮に前のページに示しています。あくまで参考です。

これらの点に注意して市販の目薬を選んでいただければと思います。

目薬のさし方を知ればドライアイはもっとよくなる

ドライアイといえば目薬が大切です。処方された処方薬も大切ですが一方で市販のお薬でも効果があります。でもちゃんとした目薬のさし方を知らなければ効果は薄れてしまいます。むしろ副作用がでたり、かぶれたり、かゆくなってきます。場合によってはお薬の苦みを感じ、鼻がツーンとすることもあります。

さて、次のうち正しい目薬のさし方はどれでしょうか？

1. 目薬をしたら目をパチパチする
2. 目薬をしたら目を動かしていきわたらせる
3. 目薬をなるべくきくようにたくさんさす

実はどれも間違いです。

目薬をしてすぐに目をパチパチすると目薬の成分が流れていってしまいます。目をつぶってじっとしておくのが正解です。

目を動かしてしまうのも目薬の成分を流してしまうわるい方法です。目は動かさないでおきましょう。

目薬は1滴入れば十分です。心配な場合は多くさし過ぎると流れてしまってまぶたがかぶれやすくなってしまいます。入れ過ぎに注意しましょう。

では正しい目薬の仕方を確認しましょう。第一に手をきれいにしておくことです。汚い手で目薬を扱えば目薬も汚れてしまいます。ふたを開けたときに、ふたの内側が机やどこかに触れて汚れないように気をつけましょう。まぶたを軽く押し下げて目薬を入れます。まぶたやまつげに点眼びんがつかないようにしましょう。ついてしまうとばい菌が逆流して入ってしまいます。目薬が入ったか不安な場合は2滴さしてもいいです。目薬が入ったら目をつぶって目頭を押さえます。目からあふれ出た目薬をティッシュで拭き取りましょう。目頭や目じりにティッシュを近づけて吸い取ってしまうと目の水分まで一緒にとってしまいます。2種類以上目薬があるときは、5分は間を空けて目薬をさします。

このようにして目薬をさしておけば効果は倍増[20]します。実際に正しい目薬の仕方を知っている人は、知らない人より効果は倍近くになることが私たちの研究でもわかっ

目薬のさし方

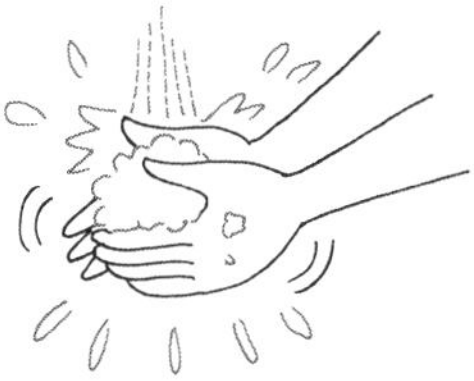
①手を洗う

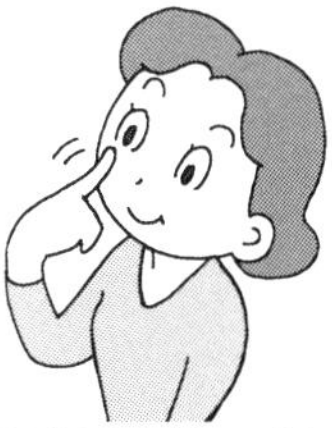
②点眼容器を持つ手と
反対の手の人差し指で
下まぶたを軽くひっぱる

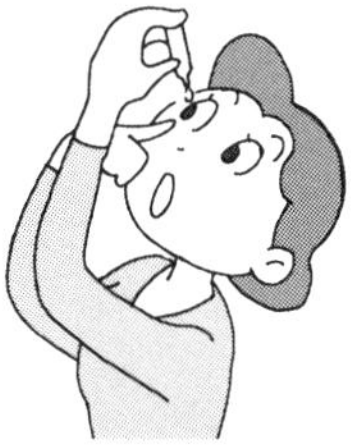
③上を向き、容器の先が
まぶたやまつげに触れ
ないように注意して、点眼する

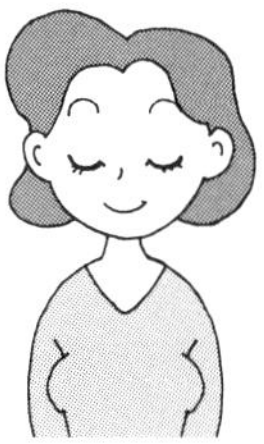
④目を軽く閉じる

ています。それほど目薬というのは正しい方法を意外と知られていないのです。

目薬をさすのが得意ではない、目に入りそうだ、ということもあるでしょう。そういうときは目薬をさす道具があります。道具というと大げさですが、カップをつけて目にささらないようにしてくれる道具です。これがあると安心して目薬がさせるので心配な場合はぜひ使ってみましょう。

目薬を忘れない方法

ドライアイで目が乾いて仕方ないときは目薬をさしますが、ちょっと調子がいいときについつい目薬を忘れてしまいます。せっかくよくなりかけていたのにまたわるくなるということを繰り返すことがあります。あなたにもそういう経験はないでしょうか？

そのときのために覚えておきたい目薬を忘れない方法があります。目薬というのは飲み薬よりも忘れやすいです。1日3回の飲み薬ですと、食事の後に飲むので忘れません。けれども目薬は食事とは関係なく朝昼晩などとなっているので、ついつい忘れてしまうのです。例えば「夜」目薬をしようと思います。外出先から帰ってきて18時、まだ夜というほどでもないので晩御飯の準備をして晩御飯を食べます。お風呂に入って寝ようと思ったときに、「あ、目薬忘れた」と気づきます。けれどももう床に入ってしまったし、まあいいかと目薬をささない。こういう経験がないでしょうか？　そここでおすすめしたいのが、行動と目薬をセットにすることです。

食事と目薬は関係なくても「食後に目薬をさす」と決めるのもいい方法です。「お風呂の後に目薬をさす」という方法もいい方法です。「朝起きたら目薬をさす」「寝る前に目薬をさす」など、何かするときとセットにしましょう。朝昼夕ですと食事の後がいいでしょう。1日4回だと「朝昼夕食後＋寝る前」、1日6回だと「朝昼夕食後＋寝る前＋朝起きた後＋顔を洗った後（またはお出かけの後）」などがおすすめです。

目薬が2種類以上ある場合は5分間を空けるとよいのですが、意外と5分待つのは大変なもの。そのときは食事の前に1本さして、食事が終わったら1本目薬をさすとすれば5分は間を空けられるでしょう。まずは目薬をする癖をつけてみましょう。

第八章

病院では何をしてくれるのか?

病院で受ける診察・検査はつらくない

ドライアイで眼科にかかるか迷うとき、どういう検査や治療をするのかを知っておくと安心です。すでに眼科に通っているときも「あの検査はこういう理由でやっているのか」「あの目薬はこういう効果があるのか」ということを知っておくと、治療効果は倍ほどになります。ドライアイの治療は長くかかりますし、毎回詳しくは説明してくれません。そのために「病院に行って薬をもらっているだけ」かのように感じてしまうことがあります。でもそうではないのです。検査自体が簡単ですぐできてしまうのでそう思いますが検査をして目薬を続けるのか、やめるのか。目薬はこのままでいいのか？などを決めていく必要があるのです。

なぜなら涙の状態というのは日々変わっていきます。新薬ですと特に涙の質が改善し、結果として目薬がいらないくらいに改善することもあるでしょう。はたまた年齢の変化、ホルモンの変化で涙がよくなってきて目薬をさすほどでもなくなってくることもあります。一方で自分では何も変わっていないと思っていても、実はいつもより傷がたくさんついているということもあります。大丈夫と思っていても薬を増やさざるを得ない状態のこともあるのです。

だからこそ検査のことを知っておくことが大切です。知っておけば医者にあなたのつらさを分かってもらうこともできますし、よりよい治療を受けるようにもなれます。また、あなたとしては詳しく調べてほしくても「最小限の検査にしてあげたほうがいいだろう」とあまり検査をしない医師もいます。でもあなたとしては「もっと詳しく知りたい」という思いもあるかもしれません。検査のことを知ったうえで、自分のドライアイがどういうものかを聞いてみるという方法があります。

視力というのは聞いたことがあるでしょう。けれども実は視力という聞いたことがある言葉は勘違いが多いのです。

○視力（しりょく）

視力というのは最も勘違いされやすい検査です。聞き慣れているとは思いますが、あなたの言う視力とは、「普段見える力」のことを言うと思います。けれども実際の視力というのは「眼科でメガネをばっちり合わせて見える力」を言います。視力検査のときを思い出してみてください。あなたの最大の力であり「瞬間的に見える力」です。普段同じぐらいしっかりずっと見えるかというと、そうでもありません。疲れてくると見にくくなります。調子がわるいときもあります。実際あなたが普段目を使っているときは、本を読むにせよ、テレビを見るにせよ、パソコンを見るにせよ、目を「ずっと」使っていると思います。「瞬間的」に見えるよりも「ずっと」どれくらい見えるか、のほうが実用的であり、あなたの実感に近いでしょう。

よくあるのは、

「あなたの視力は問題ありません」

と医者に言われます。けれどもあなたとしては、

「私は全く見えないんです。日常生活にも困って新聞も読めないんです」と言っても医者がなかなか取り合ってくれないことがあります。これはなぜかというと、あなたは「瞬間的」には1・0ぐらいしっかり見えているのです。けれども新聞を読もうとすると長い時間見ていられません。「瞬間的」には1・0でも、次第に目が乾いて視力が0・4とかに落ちてしまうのです。そうなれば見にくいのは当たり前です。

ですから実際にはあなたが「見にくいと感じる」＝「実用視力が下がっているかも」として治療をします。ただ本当に実用視力が下がっているのか、それとも本当に「瞬間的」な視力まで下がっているのかによって治療が変わってしまいます。だから定期的に視力をチェックする必要があるのです。

しかし残念ながら実用視力は最近やっとわかってきたことです。だから医者によっては実用視力というのがあることさえ知らない人もいます。また昔ながらの視力さえよければそれでいいんだ、という考え方の人もいるのです。だからあなたが知っていないとつらさが伝わらず、簡単な治療だけですまされたり、本当につらい場合には

「問題ない」と言われて終わってしまうのです。また視力だけではなく眼圧という検査も一緒にすることが多いです。空気が出てきて検査をするので嫌だなという人も多いでしょう。ではなぜやっているのでしょうか。

○眼圧（がんあつ）

眼圧というのは目の硬さのことを言います。これは特にドライアイの診療においては目薬の副作用のチェックに使います。正常値は10～21ぐらいと言われています。目薬によっては副作用でこの値が高くなってしまうことがあるのです。数値が高くなると緑内障という病気にかかりやすくなります。緑内障は日本人の失明原因第一位であり、しっかりと対処が必要な病気です。そのため事前にこの検査で圧力が上がっていないかをチェックする必要があるのです。

具体的には二つの方法があります。最も有名な方法としては機械を用いた方法です。機械に顎を当てておでこを当てると、空気が出てきます。あなたも一度はやったことがあるかもしれません。空気の圧力であなたの目の硬さをチェックしているのです。視力と眼圧という検査をしたあと、医者が実際に目を見ます。これをスリットランプ（細隙灯顕微鏡検査）と言います。長い名前ですが要は顕微鏡で拡大して目を見るということです。では医者はあなたの目の何を見ているのでしょうか。

○スリットランプ（細隙灯《さいげきとう》顕微鏡）

普段の診療の中であなたが顎を台に載せて医師がそれをのぞくという検査です。非常に一般的な検査です。何をしているかというと、ドライアイによる大きな傷を見ているのです。そしてドライアイ以外に大きな変化がないかを見るものです。表面に傷がついているときがあります。ゴミがついていることもあります。出血していることがあります。充血が起きていることもあります。ドライアイの場合は、あなたの自覚ではすごくつらくても見た目にはそこまで状態がわるくないことも、あなたの自覚はほとんどないのだけれども見た目には非常に状態がわるいこともあります。毎回チェックして、急な変化がないかを見ていく必要があるのです。同時に目の表面を染める検査（BUT・生体染色検査）をします。あなたのドライアイが涙の「質」がわるいかどうかがわかるのです。

○涙の質を見る検査（BUT・生体染色）

目の表面を染めてあなたの涙の状態、傷の状態を詳しく見ます。傷は先ほどのスリットランプでも見えるのですが、より詳細に見たいときに検査をします。すると傷が染まるのでわかりやすくなります。そして一番の目的はあなたの涙の質を見る目的があります。涙の質がいいと目の表面に涙が出てきて一面に張ってくれます。ずっと保持してくれて簡単には乾きません。一方、涙の質がわるい場合はどうでしょうか？涙が出てきて目の表面を覆ってもすぐに乾きはじめてしまいます。

涙の質を見るのが目の表面を染める検査です。具体的には目の表面に黄色い色素をつけて青色のフィルターを使って観察します。まばたきを軽くしてもらい、まばたきを我慢してもらいます。そうすると次第にあなたの涙が乾いてきます。

もし涙の質がよければなかなか乾きません。具体的には健常者であれば10秒は乾かないで維持できるはずです。もしあなたの涙の質がわるければすぐに乾いてしまいます。1〜2秒で乾いてしまうこともあるのです。目の表面を染めるので、検査後に目が黄色くなってしまうことがありますが、そのうちに流れていくので心配しないでください。コンタクトを使っている場合は十分に目をきれいにしてからでないとコンタクトレンズまで色素で染まってしまうので要注意です。

さて、こうやってあなたの涙の「質」がわかりました。次にあなたの涙の「量」をはかる検査です。

○涙の量を見る検査（シルマー・綿糸法）

ドライアイに特有な検査です。何をする検査かというと涙の出る量をはかる検査です。下まぶたに7×50ミリの大きさの紙（濾紙《ろし》）を載せて5分待ってもらいます。そしてどれくらいその紙が涙でぬれたかをはかります。涙が多ければたくさん紙はぬれるはずです。涙が少なければあまり紙はぬれないはずです。10ミリ以上紙がぬれれば涙が出ているといっていいでしょう。一方、5ミリ以下ですとドライアイを強く疑い

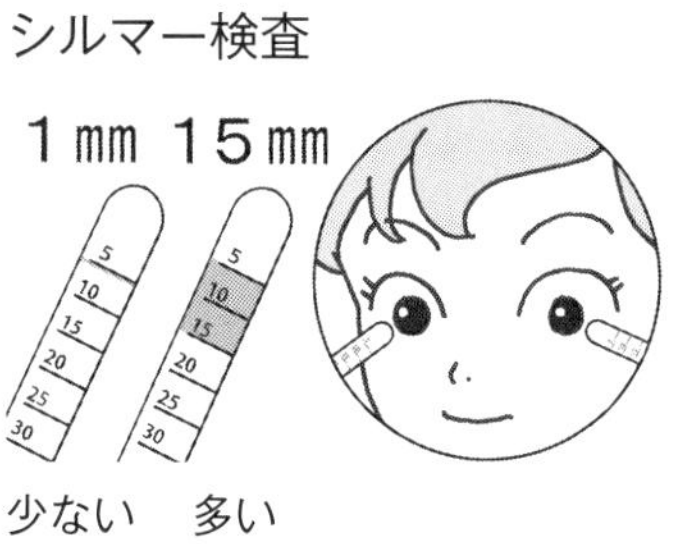

涙の量をはかる

ます。5～10ミリのところはその中間、ボーダーラインといったところです。紙よりも小さい糸を使う施設もあります。

ただし時間もかかるうえ、ちょっと痛いという方もたまにいます。そのために最小限にする医師も多い検査です。「自分はちゃんと涙が出ているのかな？」というのは知りたいところでしょう。ですから「涙の量ってはかれるのですか？」と聞いてみて、一度検査を受けてみるのもいいでしょう。

これらの検査によってあなたの涙の量と質がわかるわけです。

そうするとあなたのドライアイが「量が少ないタイプ」なのか「質がわるいタイプ」なのか「量も少なく、質もわるいタイプ」なのかがわかります。

こうやって医者はあなたの目を見ているのです。そして量と質は次第に変化するので、定期的に検査して「質がよくなってきたな」とか「量が増えてきたな」と観察して治療を変更するかそのままにするかを考えるものです。でも、私の医者はいい医者じゃない、もっといい医者はいないのか？　そういう質問を受けます。どうやって医者は選べばいいのでしょうか？

いい医者の選び方

緑内障や網膜剥離《もうまくはくり》など、眼科でいう重症の病気の場合は専門の医者というのが非常にはっきりしています。一方でドライアイの場合は失明する病気ではありません。そのため「ドライアイが専門です」と掲示してやっている医者はごくわずかになります。ドライアイは「長くつき合っていけるか」ということも大切なポイントになるのです。

そこでドライアイの治療を受けるうえで、

・治療に対する積極性
・通いやすさ

が大切なポイントになります。治療に対する積極性とはどういうことでしょうか？

ドライアイは確かに診断することはできますが、それに対する治療方法というのは医者によって非常にまちまちになります。あまり積極的に治療はせずに目薬をちょっと出して治らなければそれで終わり、という医者もいます。一方で、目薬が効かなければほかの目薬に変えたり、手術的治療をするという施設もあります。軽いドライアイだったらいいのですが、つらい思いをしているのでしたら手術的治療（涙点プラグなど）まで積極的にしてくれる医者のほうがよいです。手術的な治療は入院治療ではなくて外来でやるところがほとんどです。その意味で多くのクリニックで施行されています。ホームページなどで確認してみましょう。

また目薬もいろいろと治療に積極的に出してくれるということが大切です。つまりはあなたの話をキチンと聞いてくれる医者のほうがいいということです。「いいから俺の言う事を聞いていろ」という医者はドライアイ治療にはあまり合いません。なぜならば「手術がうまい」とか「診断技術が高い」ということよりも、きちんとあなたに合った治療をあなたに合った形で提供するということのほうが重要だからです。

そして通いやすさも重要になります。手術をして終わりというものではありません。1回・2回診察して治ってしまうものでもありません。そのために定期的に通いやすいかどうかということを重視してください。確かに私のところに何時間もかけていらっしゃる方もいます。その場合も数回は来てもらって治療の道筋を立てた後は、近くの眼科で定期的に見てもらうことになります。

近くにない場合はどうすればいいでしょうか？　そういうときは、数回積極的な医者にかかって治療を受け、あとは近くで治療を継続するという方法。あるいは、普段の医者が実は積極的な治療をやっているかもしれないから聞いてみるという方法です。まずは積極的な治療をやっているかを確認してみましょう。

医者というのはかかっていれば最高の医療を提供すると思うかもしれませんが、そうでもありません。手術や積極的な治療というのはわずかながら危険性があります。ですからあなたが今の治療で満足しているなら余計な治療はしたくないなと思うものです。あなたから積極的な医療を希望していることを言うしかありません。どういう風に言うかというと、「さらに積極的な治療がありますか？」というように尋ねるのがいいです。

よく患者さんのほうから「○○という薬をください」という風に言うことがありますが、これはよくありません。「○○の薬をください」というあなたの気持ちはわかります。その薬で少しでも苦しみから解放されればという思いから言ったのでしょう。けれども医者側からすると「あなたの診断・治療を信頼していない。だから私の言う通りに薬を出せ」と言われているように感じてしまうので、避けたほうがいいです。
では、その医者が積極的な治療を行っていない場合はどうでしょうか？

「ほかの医者にかかりたい」とは言いにくいものです。どうすればいいでしょうか？
そのときは人のせいにしてください。例えば「娘が○○先生にかかれと言うので紹介状を書いてくれませんか？」とか、「友達が○○先生にかかればと言うので」と言って人のせいにしてください。そうすると仮に治療が終わって戻ってくるときも戻ってきやすいです。紹介してもらった先生がいまいちだったとしても、「やっぱり先生がよかった」と言って戻ってきやすいのです。

面倒だと思うかもしれませんが、医療も人間と人間の会話で成り立っています。医者ももっとあなたに寄り添うべきだとは思います。一方医者を変えるのは患者さん、あなたでもあるのが事実です。ぜひあなたの主治医をいい医者に変えるように、そしてあなたの医療がよくなるように話していただければと思います。

治療にかかわるお金の話

ドライアイでかかる医療費はどうなるでしょうか？　残念ながら一般のドライアイの場合は特別な助成はありません。しかしあなたが「シェーグレン症候群」というものに当てはまる場合は国からの補助金がおります。２０１頁でシェーグレン症候群に関しては詳しく解説するので見てください。

それ以外には確定申告が重要になります。特にドライアイの場合は処方薬のみならず市販薬を使わざるを得ない場面があります。詳しくは税務署・税理士さんと相談したほうがいいですが、市販薬、病院に行くための交通費も確定申告のときに申請すると医療費として申請することができ、税金がある程度戻ってくることがあります。

のちにお話しする手術的治療ですが、涙点プラグなどは数分でできる治療ですが手術です。そのため、入っている医療保険によっては手術の補助が出ることがあります。

自分の入っている保険会社に確認してみましょう。お金の心配も解消されたところで、実際の治療を見てその効果・費用も確認してみましょう。

第九章

最新治療・積極治療で
ドライアイをよくするために

できることはこんなにある

最近は新しい目薬が出てきて、ドライアイの治療が大きく変わりました。しかしまだまだ知られていません。医者ですらも知らない人がいます。そうすると「いつまでもよくならないな」と思って目薬をしていても、実は「昔の目薬をさしているだけだった。新しい目薬をさしたらすぐによくなった」ということがあります。

新しい目薬は、昔のお薬と比べると使いはじめのうちは「さしごこちがわるい」「なんだかしっくりしない」といってすぐにやめてしまう人が多いです。その効果が表れるのに時間がかかり、ドライアイがよくなるのは実感しにくいことがあるからです。よくなっているのに「よくなっているな」と気づきにくいものです。風邪をひいていて寝込んでいるときは、元気に歩けることがどれだけ幸せかと思います。けれども、風邪が治るとそんな気持ちは忘れてしまうことと似ています。

ドライアイの目薬にはどういうものがあるのでしょうか？　せっかくなので名前を覚えておくと効果も上がります。覚えやすいよう、ごろ合わせも入れておきます。

主に使うのは、昔からのヒアルロン酸製剤、そして新しいムコスタ・ジクアスという涙の質を改善する目薬です。それ以外にもいくつかのお薬があります。まずはヒアルロン酸製剤を見ていきましょう。

ベーシックだけど大切なお薬

ヒアレイン（青いふた）・ヒアレインミニ（使い切りパック）（覚え方：ひあっと霊）

ヒアルロン酸という成分が入っている目薬です。ヒアルロン酸には保湿効果があります。お化粧水とかにも使われていることがあるでしょう。関節の痛みなどにもヒアルロン酸がいいというのを聞いたことがあるかもしれません。ヒアルロン酸が関節のクッションになってくれるからです。普通の涙だけだと数秒で乾いてしまうのが、[21]ヒアルロン酸だと長く乾きにくくなります。ただし弱点があります。あくまで涙を足す成分であり、涙の質ごと変えてくれるわけではないということです。だからよく聞くのは「いつまでたってもよくならない」ということです。目薬をさしていないとつらい、という言い方もします。それは当然で、あくまでも「今をよくする」だけで将来にわたっていいわけではないのです。ただし非常に長くドライアイの治療においての主役でしたし今も主役ではあります。また副作用がほとんどないというのが非常によい点です。非常に長く使われていてドライアイ治療の基本となるお薬です。ジェネリックのお薬もたくさんあり、アイケア・ティアバランス・ヒアロン酸などの別名があります。そして使用感がいいです。また持続時間が長いわけではないので、細かく目薬をしないといけないということが

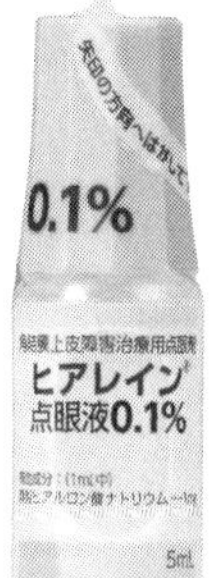

ヒアレイン

ヒアレインミニ

あります。1日に1〜2回さして、効く・効かないということを判断するお薬ではありません。しっかり使っていれば67・5％程度の人の症状が改善するといわれています。もちろん副作用はゼロではなくかゆみや刺激、充血などがあると言われています。

ヒアレインなどの目薬は腐らないように防腐剤というのを使っています。けれども防腐剤が入っていると目にダメージを与えたり、アレルギーを起こしてしまいます。そこでヒアレインミニというのは防腐剤を抜くことで目を守るのです。ただし1回1回使い捨てであるため、目薬をさすたびに切り離さなければいけないし、目薬を出すのに容器を強めに押す必要があります。1本1本の包装であるため高額となりますし、手の力が弱い方などの場合は扱いにくいという目薬です。そのため特殊な人にだけ使えるというように日本の保険制度ではなっています。

最近では「体質を改善して涙を出やすくしたり、さらに涙の質をよくして涙が長くとどまるように」という薬が出てきています。それが次の二つの最新目薬「ムコスタ」と「ジクアス」です。残念ながらまだすべての眼科医が知っているわけではありません。また知っていても新しくてなかなか使いにくいということで以前の薬だけに固執してしまうこともあります。

ある60代の女性の方は白内障手術後のドライアイに悩まされていました。手術してドライアイと言われた。目が乾いて目を開けているのもつらい。ドライアイの目薬をしているにもかかわらずつらいのは、もしかしたらこれはドライアイではなくて何かわるいことではないのか？　と感じたようです。けれども診察してみると明らかなドライアイです。手術もきれいにいっていて問題ありません。ただし、ドライアイの治療が以前のヒアルロン酸だけの使用となっていたのです。そこで最新治療を開始しました。1カ月もすると目を普通に開けられるようになり、それまで読むこともできなかった新聞も読めるようになりました。

最新目薬とはいえ「目薬をしたらすぐによくなる」というものではありません。しばらく使い続けることが必要です。最低でも1カ月は続けて様子を見ましょう。2〜3日目薬をしてみて「効かない」と判断してしまうのは、気持ちはわかりますがちょっと気が早いです。最新目薬には2種類あります。どっちがいいというものではありません。人によって合う・合わないがあるからです。あなたにとってある薬は合ってももう一方の薬は合わない、ということが往々にして起こります。ですから実際の治療では目薬の組み合わせをよくすると楽になるということもあるので、いろいろ試しながら探っていく形になります。ドライアイは治らないとあきらめていた人も、「ドライアイはよくなる」という信念のもとに試していきましょう。

最新目薬ムコスタ

ムコスタ（覚え方：婿はスター）白い目薬

ムコスタというのはもともと胃薬として使われていたお薬です。非常に長く使われているのであなたも一度は飲んだことがあるかもしれません。作用は、胃の粘膜を強くして胃の防御力を上げて胃を守るというものです。目にも粘膜があるので目に使えば目の粘膜が強くなりドライアイに効くのではないか？という事で開発されたのがムコスタ点眼薬です。実は日本の会社が一生懸命開発してできたまさに日本の目薬です。

この目薬は目の粘膜も強くしてくれます。目の粘膜から涙の質を改善する成分が分泌されるのを促進させるので、目薬をするだけで涙の質が改善するのです。また1回ずつ使い捨てにしてあり防腐剤も含まれていません。そのため目にも優しくなります。

ただしヒアレインミニと同じように使い捨てであるが故の問題もあります。それは一つ一つ切り離して使わなければならず、また容器が硬いということです。手の力が弱い人には目薬をさそうとしても硬くてさせないということもあります。もう一つ問題点があります。それは白濁した目薬なので目の周りにつくと白くなってしまうということです。また目薬をしたときはぼやっと白く見にくくなってしまうという特徴もあります。目薬や涙は目に入った後、鼻を通って口のほうまで行きます。目薬が口まで行くと「苦い」とおっしゃる方も多いです。[22,23]だいたい9%程度の人が苦みを感じるようです。そのため、目薬をさした後に目頭をしっかり押さえて目にためるようにすることが大切です。飲み込んでももともとは胃薬のお薬なので大丈夫です。苦いときは水を飲んで流してしまいましょう。1日4回点眼します。よく「どれくらい間を空ければいいのですか?」と言われますが、朝昼夕の御飯のとき+寝る前というのがよいでしょう、とおすすめしています。

名前を忘れたときは「ドライアイの白い目薬」と言うと通用することが多いです。

副作用としては苦味や目がかすむということが多いです。それ以外に刺激感やかゆみを感じることがあります。涙の通り道が詰まりやすくなることもあるので、

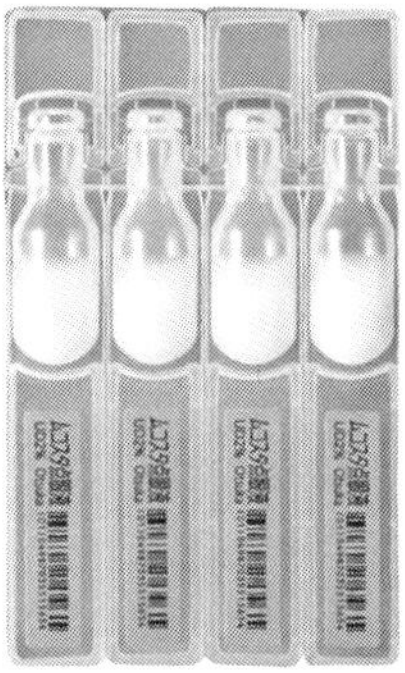

ムコスタ

涙が増え過ぎた場合は注意が必要です。

最新目薬ジクアス

ジクアス（覚え方：字食わす）

ジクアスというのも涙の質を改善させる新薬です。この目薬は大きいボトルに入っていて点眼ビンも使いやすいのがいい点です。注意点はヒアレインと同じく青いフタであるということです。ジクアスのほうが薄い色でヒアレインのほうが濃い青です。だから「青いフタのドライアイの目薬がなくなりました」と言うとヒアレインのほうなのか[24·25]ジクアスのほうなのかわかりません。名前をごろでもいいので何となくでも覚えておきましょう。特にリウマチや高齢で手の力が出にくい場合は点眼ビンの使いやすさは重要です。防腐剤は使われているのですが比較的目に優しい防腐剤にして目への影響を弱くしているというのがいい点です。そのためコンタクトレンズの上からも目薬をすることができます。また透明な目薬なので「使用感がいい」という方が多いです。ただし、目の涙の質を改善するがために「ちょっとべたべたする」という方や「目やにが出る気がする」という方もいます。実は目やにではなく、目を守るための涙の質を上げるために大切なとろみ成分〝ムチン〟が増えてきている証拠です。1カ月くらいは使ってドライアイが治ってくると自然に減ってくるので、根気よく続けてみましょう。1日6回点眼ということで、いつ目薬をしたらいいのか迷うところです。朝起きたとき・朝食後・昼食後・夕食後・寝る前の5回、あと1回は毎日お風呂に入られる方はお風呂から出た後、もしくは午後3時、などと決めておくとよいでしょう。

非常にいい薬ではあるのですが「ついつい目薬がさせなくて」という声も多いのが事実です。1回忘れたからダメということではないので、心配しないでください。その他刺激感や充血といった副作用が出ることがあります。

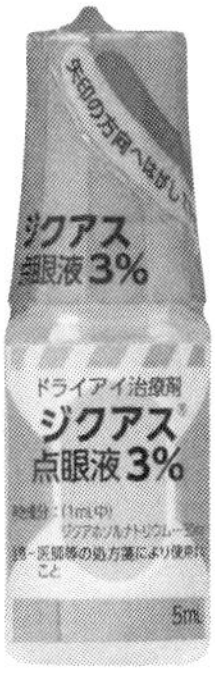

ジクアス

こういう薬を使うこともある

○フルメトロン、リンデロン

炎症をとる目薬です。まぶたや目が炎症を起こすと炎症により涙の質がわるくなってしまいます。そこで炎症をとることで涙の質を改善させるというのが目的です。ただし副作用には注意が必要です。一番の問題点は感染症を起こしやすいことです。炎症をひかせるというと聞こえがいいですが、炎症というのはばい菌に対する抵抗力でもあるのです。抵抗力が落ちてしまえばばい菌に感染しやすくなってしまいます。

もう一つは眼圧が高くなる（目が硬くなる）ということです。それ以外には特殊な免疫抑制剤というお薬を使うこともあります。

○アイドロイチン点眼・ムコロイド点眼

コンドロイチン硫酸という角膜に優しい成分が入っている点眼薬です。非常に軽いドライアイのときに使われるものです。ジェネリックのお薬も多いので多くの名前で処方されていることがあります。1日2〜4回の使用で、副作用として充血や目のかゆみが起こることがあります。

○眼軟膏　タリビット・エコリシン・フラビタン

傷がひどい場合などは目薬だけではなくて軟膏を使うこともあります。軟膏であると目薬と違ってさらっとしていないので簡単には乾きません。そのため目を守る作用を長い時間発揮することができるのです。

軟膏をどうやって使うの？と思うかもしれません。軟膏を使うというと軟膏を手にとって塗ると考えるかもしれませんがそうではありません。軟膏を目薬のように使うのです。

実際の使い方を見てみましょう。

軟膏のつけ方

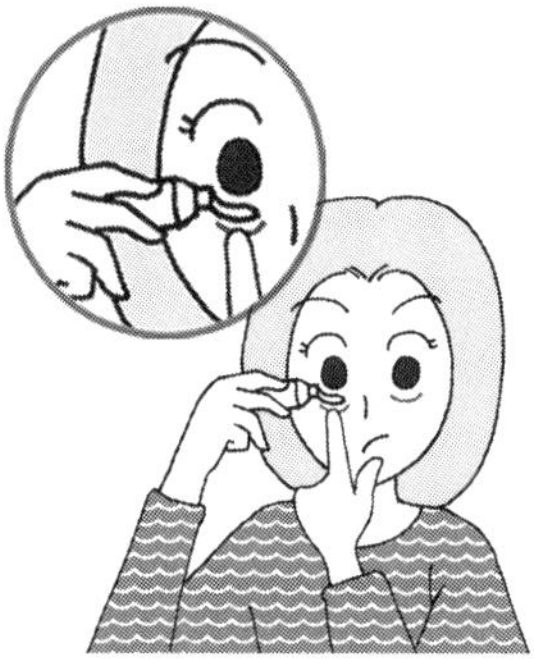

下まぶたを引いてそこに入れる

1. 手を洗う
2. 下まぶたを引いてあかんべえをしてそこに軟膏をいれる
3. 目をつぶってしばらく休む

これだけです。確かに軟膏は有効なのですがいくつか問題点があります。べたべたしてしまうので使用感がわるいのです。やはり目薬のほうがさらっとしてよいものです。また軟膏を入れるのでメイクをしていると落ちてしまうことがあります。そして何より軟膏をするとしばらくは見えないという問題があります。そのため、軟膏をしたらしばらく寝てしまうほうがいい。よくあるのは寝る前に軟膏をしてから寝てくださいと言われることがあります。

軟膏の使い方は二つあります。たっぷり目に入れて傷をしっかりと守ってあげるという方法が一つです。もう一つは少量軟膏という方法があります。ほんのちょっとだけ軟膏を入れるという方法です。そうすることで涙の表面に守る膜を作ってあげて渇きを潤します。確かにたっぷり入れたほうが効果はありますが、見にくくなりべたべたも強くなってしまいます。そういう場合は少量軟膏で対応することになります。

こんな治療もあるのか、特殊治療

○血清点眼《けっせいてんがん》

特殊な方法としては血清点眼という方法もあります。これは非常に特殊な目薬です。あなたの血液の中の血清という成分だけを取り出します。それを目薬にして使うという方法です。つまりあなたの血から作る目薬です。キズから血が出てもいずれ血は固まってかさぶたになって治ります。血液の中に治ろうとする成分が多く含まれているからです。しかし、黒目には血液を送りこむ血管がありません。そのため血液による治癒効果が低いのです。そのため代わりに血液の中で治ろうという成分だけを取り出して目薬にしてさすという方法です。ただし遠心分離機という器械がある施設しかできないので、行える施設が限られています。また防腐剤が含まれていないのでこまめに目薬を作り直さなければいけません。そのために非常に重症な一部の人にのみ使うというのが一般的です。

○治療用コンタクト

ドライアイがひどいときに「コンタクトをしているとあまりつらくない。コンタクトはドライアイにいいのでは？」と思うことがあります。どういうことかというと、目の中で最も痛みを感じる黒目をコンタクトで覆うため、ドライアイの症状である痛みやゴロゴロ感を感じにくくするということです。いいことのようですがこれはその場をごまかしているだけです。コンタクトレンズがあるために感染のリスクが高まり、逆に涙が少なくなって傷がつきやすくなるといった問題があります。つまり、そのときは楽な気がするけれど後々つらい未来が待っている、ということになります。しかし、有効なときがあります。あまりにも目の表面に傷がつき過ぎて痛みがひどい場合に、治療用にコンタクトレンズを使うことで痛みをとりながら治していくという方法です。実際、治療目的にコンタクトレンズを使うことがあるのです。

治療用のコンタクトは、度数がないコンタクトを使ったり、もともと近視などがあり度数があるコンタクトを使うことがあります。ただし感染症などのリスクもあるため、なかなか簡単に使うものではありません。

意外と簡単、目薬がいらなくなる？　手術治療

○涙の通り道にふたを（涙点《るいてん》プラグ）

「費用：1万円前後　3割負担　3000円前後　1割　1000円前後」

薬以外にも治療法はあります。この治療法は極めて有効でそして「目薬を忘れていても大丈夫」というのがとてもいい点です。非常に簡単にできますが、すべての眼科医がやってくれるわけではありません。現在つらくて仕方がないというときは相談してみてください。

ただ医者によっては「ドライアイくらい我慢しろ」という人もいます。そういう場合はほかの医師に自分で相談しに行くしかありません。実際私のところにも、多くの方がドライアイがつらくて全然よくならないと言っていらっしゃり、処置を受けて改善された方が多いです。つらい場合は一度試してみるのも方法です。

涙は目に出てきた後に鼻のほうを通って口のほうに行きます。そこで涙が目から鼻に行く通り道をふさいでしまおうという方法です。涙の通る入口にふたをするので目に多くの涙がたまります。目薬の麻酔で数分でできるというのがメリットです。プラグを入れるときにちくっとした痛みがありますが、本当にすぐに終わってしまいます。

そして何より「調子がわるければプラグを抜けばいい」ということがあってやり直しも利くのがよい点です。涙は目に出た後にまぶたについている上下の穴を通って鼻へ行き、その後口へと流れていきます。その通り道の入口にふたをするわけですが、上下両方ふさぐことが最も効果的です。一方で涙が出過ぎてしまうということがあります。上だけ、下だけとなると効果は落ちますが涙が出過ぎることがあまりありません。あなたの涙の状態によりますので相談して治療を受けてください。

涙を保つというと水道の蛇口をひねるようなイメージがありますが、この治療は涙を流すか止めるか、いわば0か100かというような治療です。そのためうまくいっても涙が多くて困るということもあります。また涙が多い状態を維持すると涙の量や

涙点プラグ

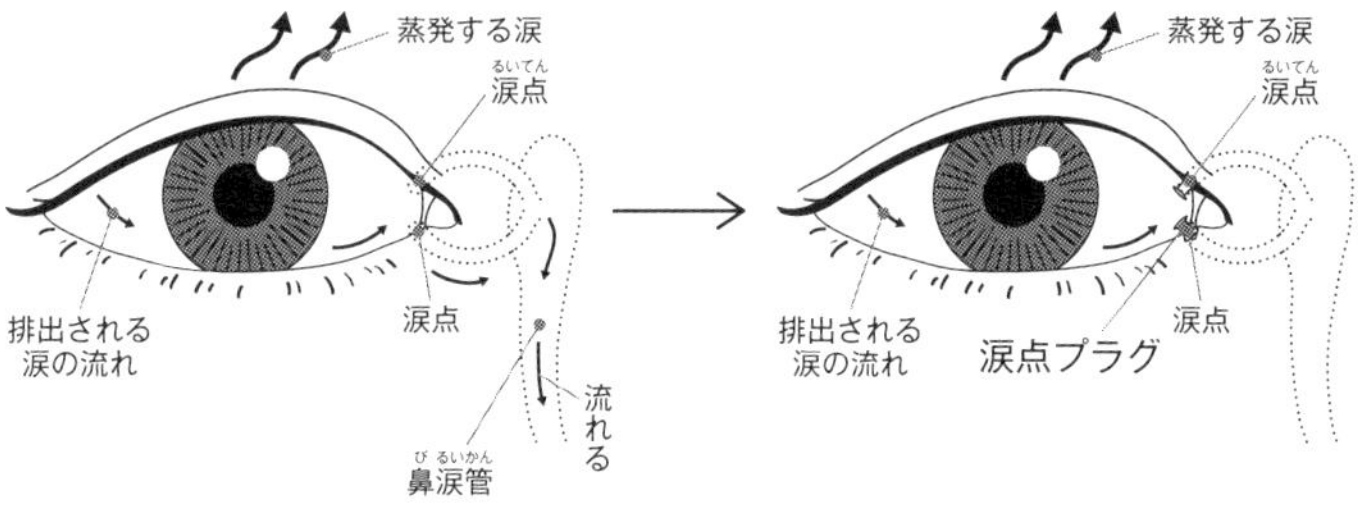

質が改善し、その後プラグを抜いても調子よく目薬もいらなくなる人がいます。長期間涙が保持されることで質がよくなるのです。

危険性としては、プラグを入れたところが変化してプラグが抜けてしまったり、プラグが目の通り道の中に入り込んで出てこなくなってしまうということがあります。よく、こんなところに異物を入れていて大丈夫なの？　違和感はないの？　と言われることがあります。しかし、目で異物感などの違和感を感じるのは黒目です。プラグは黒目に大きく当たるというものではないのでほとんどの方は違和感を感じません。

また、涙が逆に多くなり過ぎてあふれてしまうわけです。涙点の拡大といって涙の通る道がむしろ大きくなってしまうというリスクもあります。ただやはり手術治療ですので、心配性な人や、ついつい気になってしまう人は何となく不調を感じることもあります。

○溶けるふたをつける（アテロコラーゲン注入）[26]

「費用　1万5000円前後　3割　4500円前後　1割1500円前後」

異物があるのが嫌な場合などはコラーゲンの塊を涙の通り道に入れることができます。通り道にコラーゲンを入れて固めてしまうという方法です。

寝っ転がってもらい涙の通り道にアテロコラーゲンというコラーゲンの一種を入れます。このコラーゲンは温めると固まるので、まぶたを温めて固定するという方法です。ただし、しばらくすると溶けて流れてしまうため、何度か繰り返さなければいけないというデメリットがあります。

○涙の通り道自体を閉じてしまう（涙点閉鎖）

「費用　6000円前後　3割1800円前後　1割600円前後」

ほかの方法としては、涙の通り道自体を焼いて止めてしまう、あるいは縫って止めてしまうという方法があります。この方法は確実に涙の流れをせき止めることができますが、一方で元に戻すのが難しいということがあります。プラグやコラーゲンがどうしてもだめな人の場合は、このような方法をとることになります。

第十章

本当にドライアイ？なんだか不調に対処するために

ドライアイと思っているけどそうじゃないことが多い

「私はドライアイと言われていてちっとも治らない」。そうお話をされて来院する人がいます。けれども実はドライアイは大きな問題ではなくてほかの病気の治療が必要、ということも往々にしてあります。なぜそんなことが起きるのでしょうか？

ドライアイは非常に多くの人がかかっている病気です。そのため、白内障があってドライアイがある人、緑内障があってドライアイがある人、○○病があってドライアイもある人、という方が非常に多いのです。そうなったとき、○○病を見逃していたり、はたまた見つけていてもドライアイの治療だけをしていたのでは治らないことがあります。

ある70代の女性の方は「まぶしいから」といってある眼科にかかりました。そこでは白内障とドライアイと言われてドライアイの治療をずっとしていました。けれども何カ月たってもちっともよくならないので私のもとに来たのです。見てみるとその通り白内障とドライアイです。けれどもまぶしい原因は「白内障によるもの」です。いくらドライアイを治療してもあまり意味がない状態でした。そこで白内障の手術をすることになりました。手術後はまぶしさもなくなり、今はまったく日常生活に不自由も感じていません。

このように、ほかの病気があるけれどもほかの病気をそのままにされる、ということもドライアイには多いのです。なぜならドライアイの症状はほかの病気とも混同しやすいからです。混同しやすい病気というのもあるので、そのことを知っておいていただけると自分の状態はもしかして……と思うことができます。そしてそう思ったときは「友達に似た症状で○○という病気があるみたいですが私は大丈夫でしょうか？」というように聞いて実際にその病気があるかを確認してみるといいでしょう。

まぶたの油が詰まる（マイボーム腺《せん》梗塞《こうそく》）

ドライアイと非常に密接にかかわる病気です。ドライアイの中でも涙は質が大切です。その質を作る油を出すのがマイボーム腺というところです。上下のまぶたに50〜70本あるマイボーム腺ですが、本来ここから油が分泌されます。特に女性や血流がわるい人の場合は、マイボーム腺の油が詰まって流れなくなってしまうのです。また年[27]齢とともにマイボーム腺が弱くなります。軽い場合はホットアイやマッサージなどで対応できますが、重症になってしまうと治療が必要です。

中程度の場合は器具を使って人の力でうにゅっと油の塊を無理やり排出させます。マイボーム腺の圧出という方法です。ちょっと痛いですが手術というわけではないです。それでもダメなときがあります。

詰まってしまってしょうがない場合は、切って中を出してスムーズにするという方法になります。マイボーム腺切開術と言います。飲み薬で治療するときもあります。

そのときでも普段から生活を改善することが大切です。

まばたきがうまくできない（瞬目不全《しゅんもくふぜん》）

まばたきをうまくできない状態です。まばたきというときちんと目を閉じているのが普通と思うかもしれません。けれども目を閉じきれていない人もいるのです。例えば寝ているときは目を閉じているのが当たり前と思うけれども半目を開けて寝ている人がいますよね。これと同じようにまばたきをしているつもりでも、うまくできていなくて閉じ切っていないのです。なかなか確認するのは難しいです。残念ながら眼科の診療の現場でここまでチェックしていないことも多いです。なぜかと言うと、まばたきは瞬間的なのでその現状をとらえるのが難しいからです。もしかして自分も？と思う場合は目のアップにして動画撮影をしてみるとわかりやすいです。閉じて

瞬目不全

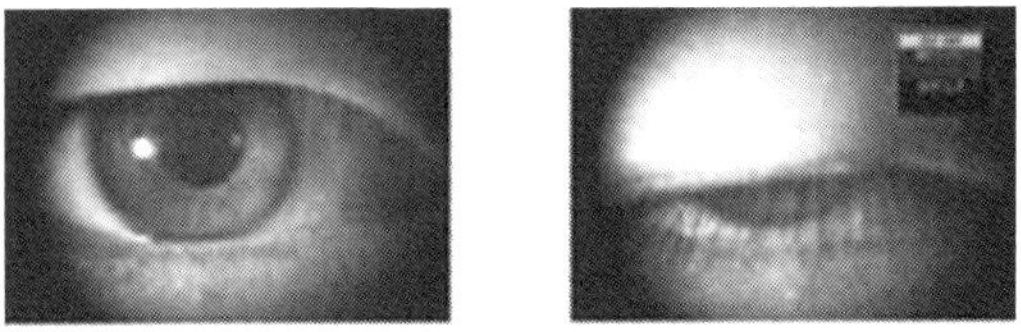

〈開いたとき〉　〈閉じているつもりでも閉じていない〉

いるつもりでも意外とまぶたが閉じきっていないことがあります。その場合は医師に相談して原因をチェックしてもらいましょう。

また、とてもまばたきの回数が少ないということもあります。これもボーっとしているときの目の動画を撮影して見てみないとわからないものです。残念ながら私たちは自分の顔をまじまじと見つめることはありません。ましてや自分のまばたきを確認することはあまりないでしょう。一度チェックしてみて異常があるときは相談するとよいでしょう。

はたまた、そもそもまばたきができない状態の人がいます。神経症やケガなどの後に多いのですが、この場合はいくら目に潤いを出してもすぐに乾いてしまうので、ひどい場合は手術的な治療を行うことがあります。

まぶたがけいれんしている（眼瞼《がんけん》けいれん）

この病気も医者から「ドライアイです」とだけ言われて治療をされないことが多い病気です。まぶたがけいれんしているとまばたきがうまくできていません。そのためにまばたきのときに分泌される涙が十分に出ない。そのうえ目の表面を変にダメージ与えてしまうので傷がつきやすいということがあります。目の表面だけでなく、肩こり・頭痛や精神的な不調も抱えやすい病気です。

ではどういう風にチェックするのがよいのでしょうか？

眼瞼けいれん

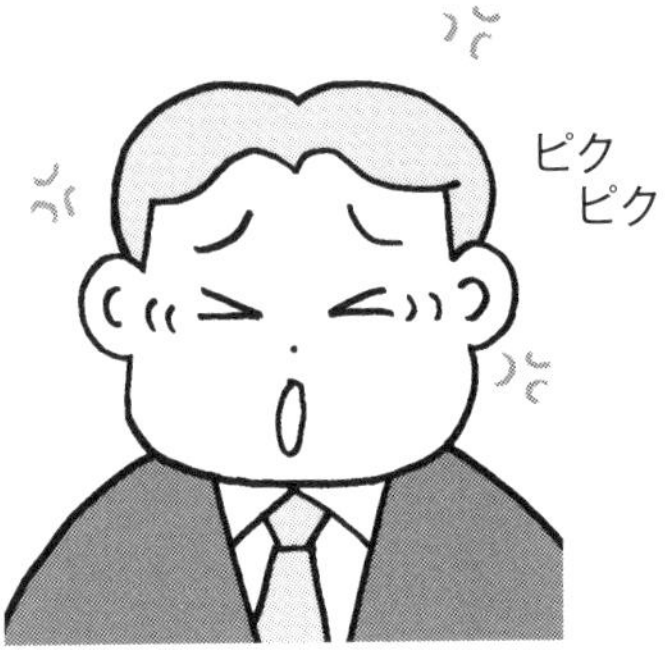

チェック法

1. ぎゅっと閉じる

ぎゅっと強くまぶたをとじて開ける、これを10回繰り返してください。

まばたきがおかしくなったりとじにくくなったら疑いがあります。

2. 速攻まばたき

ぱちぱちと素早くまばたきを10回してください。

まばたきがおかしくなったり閉じにくくなったら疑いがあります。

眼瞼けいれん[28]に対する治療までやっている眼科はそれほど多くありません。けれどもかなり重要な病気であり治療により劇的に改善する人もいるので一度は疑ってみてチェックをしてみてください。ではどのような治療をするのでしょうか？

○ボトックス注射

ドライアイを直接治すものではないですが、けいれんを抑える注射を打つという方法があります。実際、私の父も眼瞼けいれんになっていて定期的にこの治療を受けています。

あなたもたまにまぶたがぴくぴくすることがないでしょうか？　軽くぴくぴくして一時的というのは目や全身の疲労、ストレスによるもので、数カ月で治ることが多いのですが、けいれんが激しくずっと続いてしまうのです。そうすると目を使うのも難しくなり見にくくなります。

この治療は非常に特殊です。医師が特殊な資格を持っていないとできないので、どこでもできるわけではありません。注意しましょう。ボツリヌス菌毒素というのをまぶたに注射します。毒素と聞いてびっくりしますが無害化してあります。筋肉の働きを止めるという効果があってまぶたのけいれんする筋肉を抑え込みます。薬は３カ月ほどで効果が切れてしまいます。そのため、効いていても3カ月に1回は注射を打ち続ける必要があるのです。それでも効果としては高いため、多くの方が注射を使っています。副作用としては薬が効き過ぎて筋肉が弛緩し、まぶたが下がってしまうことがあります。薬が切れてくれば元に戻ります。また皮下出血して青黒くなってしまうことがありますがそのうち改善します。

白目のしわ、できもので不調（結膜弛緩《けつまくしかん》・翼状片《よくじょうへん》）

ドライアイで見逃されやすい病気として、目の表面に何かがあるということがあります。なんだかゴミが入ったようにゴロゴロする。けれどもゴミが入っていない。自分自身の体の問題なのです。そうするとドライアイの治療だけでは改善しないのです。

一つは白目がしわになってたるんで黒目に当たる病気です。年齢でなってきやすい

結膜弛緩・翼状片

結膜弛緩

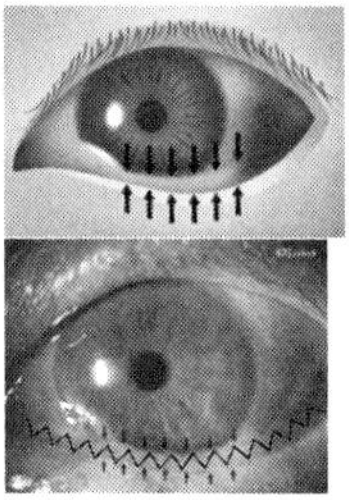

白目のしわ

翼状片

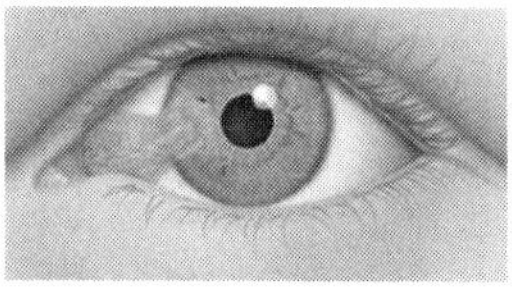

のですが黒目に白目が当たるのでゴロゴロします。しわがある分、涙が目の表面にとどまれないので涙があふれてきます。にもかかわらず目の表面には涙がない。「涙が出るけれども乾く気がする」というように感じます。これは手術[29]で白目のしわをとるという治療を行います。局所麻酔で行えて短時間に終わることが多い治療です。

　白目がいぼのように這い出して来るという病気もあります。翼状片といいます。いぼのように這い出して黒目を覆うので見にくくなったりゴロゴロしてドライアイのような症状をきたします。これも治療は手術になり、白目の這い出しをとります。局所麻酔で行えて短時間で終わることが多い治療です。

この二つは年齢によりできることが多く、目薬ではなくならないことから積極的にあなたが治療を希望していることを言わないと治療をしないところも多いものです。気になる場合はきちんと言いましょう。

まぶたの形で目が乾く？（内反症・外反症）

目がゴロゴロする原因がドライアイだと思っていたら、まぶたが内側を向いてしまってまつげが刺さってゴロゴロしているということもあります。特に年齢を重ねるとまぶたの周りの筋肉が衰えます。そうすると若いころぴんと張っていたまつげに力がなくなり内側へと向きやすいのです。この場合は定期的にまつげを抜くか根本的にまぶたを外側に向ける手術をして治すことになります。注射の麻酔、30分ほどでまつげが刺さらないように治療することになります。

一方、けがをした後や年齢を重ねると起きるのですが、まぶたが内側ではなく外側へ向いてしまうということがあります。わかりやすく言うと、あっかんべーをしているような状態です。あっかんべーをしばらくしてもらえればわかりますが、その分白目が露出してしまうので目が乾きやすくなりドライアイのような症状になります。この場合もまぶたを元の状態に修復することを優先されます。注射の麻酔で30分ほどで修復することができます。

目の疲れ・見にくくなる病気（眼精疲労・老眼・白内障・緑内障）

そのほかの病気でもドライアイと同じような症状をきたすことがあります。特に目が疲れる、そして見にくいという症状は、ドライアイでも起こるしこれらの病気でも起きてきます。ややこしいのはドライアイ＋白内障があるときに、ドライアイはよくしたけれども症状が残っているということがあるのです。その場合は白内障の治療をしないと症状がとれないことになります。眼精疲労・老眼・白内障・緑内障も頭には入れておくべきです。

目薬・飲み薬が実はわるい？

目薬というのはいい薬だからわるいことは起こらない。そう思いがちですが、目薬が合わないということは往々にしてあります。目薬は1滴で目にたまってあふれるほどの量が入っています。目薬が合わないと目の玉だけではなくてまぶたも調子がわるくなり、ゴロゴロしたり、ただれたりしてしまいます。目薬が合わない場合は目薬をやめるべきです。

合わないだけではなく目薬の防腐剤でドライアイのような症状になることもあります。具体的には目に傷がついてしまいます。ゴロゴロしたり、見にくくなります。特に多いのは緑内障の目薬です。緑内障というのは日本人の失明原因第1位の病気です。目薬をさして進行を抑制することしかできないので、治ってしまうということはなく長期間の目薬が必要です。また1本だけで済まないことも多く、緑内障の目薬は目薬の特性上たくさんのお薬をさすこともあります。そのため目薬の防腐剤で傷がどんどんとできていきます。本来ですと目薬をやめて傷が治るのを待つのが一番です。しかし、緑内障の目薬は簡単にやめることはできません。では防腐剤が含まれていない目薬にすればいいかというと、防腐剤なしの目薬というのは非常に少ないものです。ですから何とか目薬を続けざるを得なくなります。

また困ったことにドライアイの目薬自体にも防腐剤が含まれています。そうなると、目薬をさしてもさしてもまた傷がついてしまう。けれども医者もあなたもそのことに気づいていなくて、頑張って治療をしているのにどんどんわるくなるということもあります。

そこで知っておいてほしいのは「目薬の防腐剤」というのは目を傷つけるものであるということです。また「たくさん目薬をすればよりよくなるだろう」とつけ過ぎてしまうと、実は気づかないうちに防腐剤によるダメージを与えていることがあるということを肝に銘じておきたいものです。ある方はドライアイがつらくて、どんどんつけたほうがよくなるだろうと1日に何十回も同じ目薬をさしていました。そのため防腐剤により逆に傷がついてしまっていたのです。目薬はたくさんつけ過ぎると逆に防腐剤でわるくなるということを覚えておきましょう。

抗うつ薬に代表されるような精神科系のお薬はドライアイに非常になりやすいと言われています。けれども精神的な病気にかかっているために見にくくてもそれが「精神的な面からそう感じているだけ」なのか、「本当に目がわるくて見にくいのか」の判別がつきにくいものです。また目がゴロゴロしたりなど、ちょっとした目の不調を感じてもそれは全身的な不調の一種のようにもとらえられやすいです。

そういう場合、目の治療に関しては比較的明確に治療基準や治療方法があります。ですから目の治療と併用して精神科のお薬を続けていくことになります。もちろん本当にひどい場合は精神科の先生と相談してお薬の調整をすることもありますが、決して自分で勝手に調整しないでください。あなたとしては精神科のお薬を使っているとドライアイになることがあるのだな、ということを知っておくことが大切です。もちろん精神科のお薬だけではありません。睡眠薬や免疫を抑えるお薬、抗がん剤なども涙の状態がわるくなることがあります。

炎症で目が乾く（結膜炎・リウマチ）

アレルギー性結膜炎とドライアイは切っても切り離せない関係です。アレルギーでドライアイがひどくなり、ドライアイでアレルギーがひどくなるという関係なので、その関係性を断ち切らないとよくはなりません。

アレルギーに似たものにリウマチに代表される膠原病《こうげんびょう》というのがあります。こういう場合はドライアイの対応だけですとよくはなりません。アレルギー・膠原病の治療と併用しながら治療をしていかなくてはいけません。ただ問題となるのは内科の先生にとってみると目の症状は軽く見えることがあります。膠原病は心臓や関節・体の多くの部分を攻撃します。それに比べてついつい目は軽視されがちなので「膠原病でドライアイが起きる」ということさえ知らされない場合があるのです。なんだか目の調子がわるいなと思っていても、眼科にかからず治療が遅くなってしまう。眼科にかかっていても膠原病の治療をしていることを言わずじまいになって眼科の治療がうまくいかないことがあります。

ですから膠原病・アレルギーを持っている場合は「ドライアイになりうる」ということを知っておきましょう。そして眼科にかかっているときに病気のことを忘れずに言うようにしましょう。

膠原病の中でも特にドライアイを引き起こしやすい病気を「シェーグレン症候群」といいます。これは唾液腺といって唾液を出すところ、涙腺といって涙を出すところがわるくなる病気です。非常に強いドライアイになりやすいのです。また涙が出にくくなるためなかなかドライアイの治療にも苦労します。唾液腺もダメージを受けるために口が乾いたり唾液が出にくくなってしまうのです。ただのドライアイと思っていてもなかなか治らない場合、「唾液は出ているかな？」と考えてみてください。もしあなたが口が渇きやすかったり、食事のときにぱさぱさしやすく水をたくさん飲まないといけない場合は相談してみましょう。またシェーグレン症候群の場合は難病指定となり国からの補助が出ることがあります。主治医に相談してみましょう。

手術後不調でドライアイは意外と多い

実はいろいろな目の手術をした後にドライアイを発症することが多いです。はたまたドライアイがある人の場合は手術治療も要注意です。目の手術というのはどんなにうまい人がやってもどんなに簡単な手術でも目の表面に傷をつけます。そのため涙の質や量など状態を大きく変えてしまうことがあるからです。そうすると「手術前は感じなかったけれども手術後からなんとなくゴロゴロする」ということが起こってきます。それまでドライアイではなかった人がドライアイになってしまうこともあります。今ドライアイがある人の場合は症状がひどくなることもあります。手術毎に注意点を見ておきましょう。

○レーシック手術後不調

レーシックの手術後の不調といえば感染症や手術の失敗・度数が変な状態で治りき

っていないということが考えられます。けれども意外と見逃されていたり、きちんとした治療を受けきれていないのがドライアイの場合です。

特にレーシックというのは黒目（角膜）を切ります。そうすれば角膜は正常の状態を保てなくなるのです。それによって自然と傷がつきやすくなりドライアイがひどくなりやすいのです。レーシック後のドライアイの場合はそのつらい症状の割に医者側から見れる所見が非常に軽いことがよくあります。そのため患者さんとしては「非常につらくて大変だ」といくら訴えても医者は軽い治療しかせずにつらい毎日を過ごすということも多くあります。

ではそのときはどうすればいいのでしょうか？　もっと積極的に治療を受けたいということを話したほうがいいです。あまり聞いてくれない場合はほかの医師に積極的に治療をしてもらうという必要があります。ただ難しいのはレーシック手術後のつらさの場合、ドライアイ＋度数の問題＋目の表面の変化＋違和感……というように複数の要素がからんでいることが多く、治療によって改善するものと改善しないものがあります。そんなときについ「昔のように戻れないから全然よくなっていない」と考えてしまって、せっかくの改善する症状をとる治療をやめてしまったり、治療に対する不信感を持ってしまうことが多いです。

改善する症状だけでもすこしでもよくする、という気持ちで少しずつ治療にのぞむのがよいでしょう。

○白内障手術後・硝子体・緑内障手術後

レーシックによる不調も多いですが、白内障手術後の不調も多いです。網膜剥離や糖尿病の目の病気に対する硝子体手術、緑内障手術というのも似たような症状を引き起こすことがあります。白内障の手術は簡単だと思うかもしれませんが、それでも小さく目を切ります。切ってそこから治療を行うわけです。そのように目に傷をつければ傷がしっかりふさがっても全く手術前と一緒というわけにはいきません。お腹の盲腸の手術をした後なんとなく皮膚がひきつれるような気がする、という状態に似ています。お腹ですと違和感は感じにくいかもしれませんが、目というのは絶えず使うところです。ですからちょっとした違和感でもかなり強く感じやすいのです。そして「なんとなくひきつれる」というのは医者側から見てもわかりにくいのです。そのため「全く問題ない」と医者が判断してしまうことがあります。そういうときにドライアイが関連してくることが多いです。なぜなら表面がひきつれて変化することで、涙が一面にきれいに張りにくくなるからです。一方でドライアイと呼べるほど涙も少なくないし、質もわるくないけれども、なんとなく表面の違和感が残ってしまうこともあります。

できる限り涙の質を改善して、少しでもいい状態を保つように相談したほうがいいです。

○まぶたの[30]手術後不調

まぶたの手術をすると目を手術していないのにドライアイになりやすいです。どういうことでしょうか？

まぶたにはマイボーム腺という油を分泌する腺があります。そこを切ったり糸をかけたりするので、マイボーム腺が正常な状態とは変わってしまうということがあるのです。そううすとまぶたの油の分泌がわるくなってしまいます。油の分泌がわるくなれば、涙の質が低下してドライアイになってしまうことがあるのです。まぶたを上げ過ぎてしまうと目は開きやすくなります。一見いいことのようですが、目がそれだけ開けば目はそれだけ乾きやすくもなってしまいます。

特に美容整形などで手術を受けた後に多いのですが、手術の糸が原因で目が傷ついてしまっているということもあります。眼科の医師ではない医師が美容整形をします。そうするとあくまで「きれいにする」ことを主眼に置いてしまうため、涙の質をいい状態に保つということにまでなかなか神経が回りにくいのです。まぶたの手術を受けた後に目の不調を感じる場合は、早めに眼科で治療を受けておくと重症化するのを防ぐことができます。美容整形後だったりすると「見せるのが嫌だ」と思って眼科にかからない人もいます。それは非常にもったいないことです。早めによくしていればつらい思いをしないで済んだかもしれません。はたまた目が開いて乾いて充血してしまうのを防げたかもしれません。

やっぱり何となく不調だ（不定愁訴《ふていしゅうそ》）

実は一番多く問題となるのは不定愁訴というものです。不定愁訴というのは、言い方を変えると「とくに決まっていない症状」ということです。あなたは痛みやつらさ、見にくさというのがあれば「何か原因があるはず」と思うかもしれません。確かに何か原因はあるかもしれません。けれども「現代の医学では特にその原因がはっきりしない」というものが多くあります。これを不定愁訴という言い方をします。不定愁訴ということになると、医者としては何ともできないために非常に面倒くさそうに対応する医者も多いです。「我慢するしかない」「いいから様子だけ見よう」とあなたのつらさをわかってくれていないかのように感じてしまいます。これこそが不定愁訴の問題点です。そして「医学的には問題がない」というように医者は言います。こんなことがありました。

ある60代の女性は目が痛いということで眼科にかかりました。ですが視力もいいし、特に大きな問題もない。そこで医者にこう言われました、「あなたには病気がない。気のせいだ」。けれどもその方にとっては「目が痛い」というのは事実なのです。医者側から見ると病気が見つかっていないだけで目が痛いのは紛れもない事実です。それなのに医者は「目が痛いと言っているのは気持ちの問題だ」といって精神科の受診をすすめられました。しかしつらいのですすめのままに精神科に行きましたが、精神的に何か異常があるわけでもありません。それでも精神科で安定薬をもらうこととなりました。精神安定薬をもらって飲んでみても一向によくなりません。目が痛いと言っても医者はもちろん家族も信じてくれなくなってしまいました。

このようなことが起こるのです。でもあなたが不調を感じるのは確かです。それは医学で原因はわからないけれども何か対処を行っていれば少しずつよくなることもあります。自分で日常生活をよくしていくのがどれほど大切かということです。ただし不定愁訴というように原因がはっきりしないときは「ずばりと治る」ということを期待し過ぎると不幸なことになります。原因はわからないけれども毎日温めると少しよくなった。毎日湿度を出すと少しよくなった。こういう「少しよくなった」を重ねていくことでしか改善することができません。そしてそのほとんどが医療的な治療だけでなく、あなた自身の努力、あなた自身の生活の改善が大切となるのです。このことを知って治療をすればよりよく楽しい人生が送れるのです。

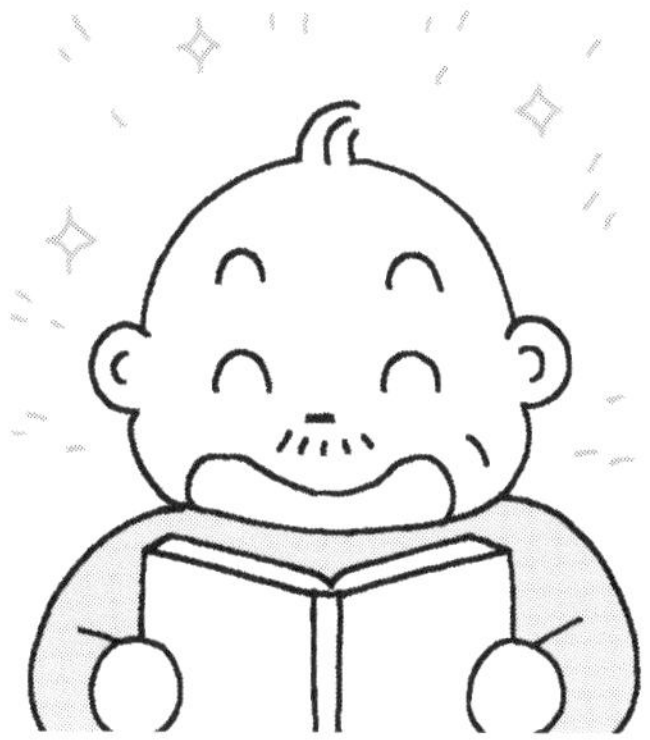

おわりに

ドライアイがどれほど怖い病気か、そしてそれをよくすることができるということを知っていただけたと思います。そして同時にそれをよくする方法をご紹介しました。

これほどドライアイが怖い病気で、ドライアイをよくすると肩こりや体調がすこぶるよくなる人がこれほど多いということがわかってきたのは最近のことです。ですからずっと苦しんでいたのがすっかりよくなってうれしくなり、お友達や親族にまですすめして周りのみんなに感謝された、という方もたくさんいます。それほど知られていないことなのです。実際、私自身も楽になって生活も楽しく過ごせるようになりました。

よりわかりやすいように、そして間違いのないように、川口眼科副院長の蒲山順吉先生に監修いただきました。先生にはクリニックという現場で多くの患者さんを診ている経験も交えて携わっていただき感謝しております。

本書は伝わりやすいように実例をたくさん入れています。ただ患者さんの個人情報が特定されないように配慮していますので、その点はご安心ください。あなたもよくなったらそれを独り占めするのではなく、お友達や家族など、多くの人に教えてあげていただければと思います。実はドライアイで悩んでつらい思いをしている人がたくさんいます。この書籍の印税は、ドライアイの知識の普及と、この本を周知するためにすべて使わせていただきます。

そしてあなた自身もよりよくなって、よりよい人生を楽しんでいただければ幸いです。

参考文献

1　Kim KW et al: Association between Depression and Dry Eye Disease in an Elderly Population. IOVS 2011;52:7954-7958

2　永嶋義直　両眼への蒸気温熱シート装着による自律神経活動への影響　自律神経 2006;43(3):260-268

3　戸田郁子　ドライアイの新しい治療、油層に対する治療　あたらしい眼科 2015;33:953-960

4　Sano K: Abdominal breathing increases tear secretion in healthy women. Ocul Surf 2015;13:82-87

5　Dogru M: Lactoferrin in Sjogrens syndrome.Ophthalmology 2007;114:2366-2367

6　Kawashima M et al: Dietary Supplementation with a Combination of Lactoferrin, Fish Oil, and Enterococcus faecium WB2000 for Treating Dry Eye: A Rat Model and Human Clinical Study. Ocul Surf. 2016;14(2):255-63.

7　Bhargava R et al: Short-Term Omega ３ Fatty Acids Treatment for Dry Eye in Young and Middle-Aged Visual Display Terminal Users. Eye Contact Lens 2016; 42(4):231-6.

8 Miljanovic B:Relation between dietary n-3 and n-6 fatty acids and clinically diagnosed dry eye syndrome in women. Am J Clin Nutr 2005;822:887-893
9 Davy BM et al: Water consumption reduces energy intake at a breakfast meal in obese older adults. J Am Diet Assoc 2008;108(7):1236-9.
10 Tsubota K et al: Drye eyes and video display terminals N engl J Med1993;328:584
11 Uchino M et al: Prevalence of dry eye disease and its risk factors in visual display terminal users: The Osaka study. Am J Ophthalmol 2013;156(4):759-66
12 佐藤直樹　ＶＤＴ作業とドライアイの関係性　あたらしい眼科 1992;9:2103-2106
13 北村真吾ら　三島和夫　ブルーライト─体内時計─睡眠障害の関連　あたらしい眼科　2014 31(2)205-212
14 横井則彦　目元専用化粧品およびクレンジング剤が涙液層に及ぼす影響　日本コンタクトレンズ学会誌 2013;55(3):S19-25
15 川北哲也ら　日本における毛嚢虫性前部眼瞼縁炎　日本眼科学会雑誌 2010;114:1025-1029
16 Rummenie VT et al. Tear cytokine and ocular surface alterations following brief passive cigarete smoke

exposure. Cytokine2008;43:200-208

17　Kawashima M,et al: Decreased tear volume in patinets with metabolic syndrome the Osaka study.Br J Ophthalmol 2014;98:418-420

18　Kawashima M et al: The association between dry eye disease and physical activity as well as sedentary behavior: Results frome the Osaka Study. J Ophtalmol 2014;943786

19　Jannus SD. Ocular side effects of selected systemic drugs. Optom Clin 2(4);73-96,1992

20　植田俊彦ら　緑内障における患者教育が眼圧下降とその維持に及ぼす影響　あたらしい眼科 2011 28(10),1491-1494

21　M. Nakamura et al: Characterization of water retentive properties of hyaluronan.　Cornea 1993;12(5),433-436

22　Urashima, H. et al: Rebamipide increases the amount of mucin-like substances on the conjunctiva and cornea in the N-acetylcysteine-treated in vivo model. Cornea 2004;23(6):613-619

23　増成彰ら　ドライアイに対するレバミピド懸濁点眼液（ムコスタ点眼液ＵＤ２%）の有効性と安全性　製造販売後調査結果．あたらしい眼科 2016 ;33 (3) :443-449

24 Yamaguchi M et al: Clinical usefulness of diquafosol for real world dry eye patients a prospective open label non interventional observational study. Adv Ther 2014 21(11):1169-1181
25 山口昌彦ら　3%ジクアホソルナトリウム点眼液のドライアイを対象としたオープンラベルによる長期投与試験　あたらしい眼科 2012 ;29(4): 527-535
26 Kojima T: Evaluation of a thermosensitive atelocolagen punctal plug treatment for dry eye disease . Am J Ophthalmol 2014;157:311-317
27 Sullivan BD et al: Influence of aging on the polar and neutral lipid profiles in human Meibomian gland secretions . Arch Ophthalmol 2006 ;124:1286-1292
28 若倉雅登ら　眼瞼けいれん患者における２００６年ドライアイ診断基準の適用．臨床眼科 2008;62(6) :857-860
29 Yokoi N et al: Surgical reconstruction of the tear meniscus at the lower lid margin for treatment of conjuctivochlasis. Adv Exp Med Biol 2002;506:1263-1268
30 横井則彦　眼表面からみた眼瞼下垂手術の術前術後対策 あたらしい眼科 2015;32(4):499-506

【著者紹介】
平松 類（ひらまつ るい）

愛知県田原市出身。昭和大学兼任講師。彩の国東大宮メディカルセンター眼科部長、三友堂病院非常勤医、医学博士、眼科専門医。自身がドライアイであり克服した経験をもつ。医療コミュニケーションの研究のなかで患者さんが病気を知ることがより良い治療のために大切なことを知り、病気の知識をわかりやすく伝える活動を続ける。主な著書に『緑内障の最新医療』『黄斑変性・浮腫で失明しないために』『その白内障手術、待った！』（時事通信社）など多数。テレビ、新聞、ラジオ、雑誌などのメディア取材にも精力的に応じている。

ブログ http://www.hiramatsurui.com

【監修者紹介】
蒲山 順吉（かばやま じゅんきち）

川口眼科副院長、医学博士、眼科専門医、昭和大学兼任講師。医療過疎の進む東北の基幹病院での医長時代に東北では初めてとなる緑内障の最先端手術を導入し多くの患者に光を与えた。現在も先進医療認定施設での執刀を担い地域医療の活性化に尽力する。眼科は専門性の高い分野のため誰からでも「質問しやすい医師」であり続けることを診療のモットーとし、丁寧な物腰でわかりやすい説明には定評がある。

本当《ほんとう》は怖《こわ》いドライアイ
――「様子《ようす》を見《み》ましょう」と言《い》われた人《ひと》のために

2017年1月20日　初版発行

著　者：平松 類
発行者：松永 努
発行所：株式会社時事通信出版局
発　売：株式会社時事通信社
〒104-8178　東京都中央区銀座 5-15-8
☎03（5565）2155　http://book.jiji.com/

印刷／製本　中央精版印刷株式会社

ISBN978-4-7887-1507-3 C0077 Printed in Japan
落丁・乱丁はお取替えいたします。定価はカバーに表示してあります。